DEIN PERSÖNLICHER ACHTSAMKEITSKOMPASS

NAVIGIERE MIT LEICHTIGKEIT UND GELASSENHEIT DURCH DIE HERAUSFORDERUNGEN DES LEBENS

JOHANNES FREITAG

1. Auflage

INHALT

EINLEITUNG

„Achtsamkeit zeigt uns, was in dem gegenwärtigen Moment vor sich geht."

— THICH NHAT HANH

Plötzlich war alles anders. Ich wachte auf und wusste nicht, wo ich mich befand. Ich versuchte, mich zu erinnern. Doch da waren nur ein schwarzes Loch und ein mit Schmerz verbundener Knall. Mein Mund war trocken. Meine Kehle schmerzte. Langsam wurde mir bewusst, was passiert war: Wir waren bei Freunden zum Geburtstag eingeladen. Meine Frau kam mal wieder zu spät. Sie hatte ein neues Hobby: Fotografieren. Und an diesem Nachmittag hatte sie eine ausgedehnte Foto-Tour durch die Umgebung unternommen. Als sie endlich wieder nach Hause zurückkam, stritten wir uns und ich stieg gereizt mit ihr zusammen ins Auto.

Es war ein schöner Winterabend. Die Straße war leicht vereist. Uns kam ein Wagen entgegen. Ich fluchte. Kurz darauf sah ich in gleißendes Licht und wurde mit gewaltiger Kraft nach vorn gerissen. Danach schwanden mir die Sinne. Wir waren von der Straße abgekommen und direkt gegen einen Baum geprallt. Jetzt lag ich in einem Krankenhauszimmer und konnte meine Glieder kaum bewegen. Draußen schien die Sonne. Es war Frühling geworden. Ich musste im Koma gelegen haben. Eine Schwester kam herein, nickte mir zu und rief den Arzt. Er erklärte mir, was passiert war. Ich fragte sofort nach meiner Frau. Er blickte zu Boden. Der Januartag, an dem wir zerstritten ins Auto gestiegen waren, war unser letzter gemeinsamer Abend. Ich würde die Frau, die ich liebte und mit der ich fast zwanzig Jahre verheiratet war, nie wiedersehen. Meine letzten Worte, die ich an sie gerichtet hatte, waren ein Vorwurf gewesen. Ein Vorwurf, der sich auf eine viertelstündige Verspätung bezog.

Ich fiel in ein tiefes Loch. In den nächsten Wochen stand mein gesamtes bisheriges Leben auf dem Prüfstand. Ich machte mir Vorwürfe und war verzweifelt. Wie viele Menschen hatte ich mein Glück für alltäglich gehalten. Ich hatte es nicht besonders gewürdigt, gesund zu sein, eine liebende Partnerin an meiner Seite zu wissen und zwei gesunde, mittlerweile erwachsene Töchter zu haben. Es war selbstverständlich, dass ich nach Ausbildung und Studium Karriere machte, eine Familie gründete, ein Haus ausbaute. Nun stand ich vor einem Abgrund und wusste nicht weiter.

Jeder Mensch wird irgendwann mit Situationen konfrontiert, die sein bisheriges Leben und seine Ansichten auf den Kopf stellen. Das können ein Unfall, eine plötzliche Trennung, der Tod eines geliebten Menschen oder eine Krankheit sein. Manchmal ist es auch „nur" der Verlust des Jobs. Die Selbstverständlichkeit, mit der du lebst, kann schnell in Nichtachtung umschlagen. Du schwimmst unbewusst im Strom der Zeit mit. Du achtest nicht mehr auf deinen Körper, deine Familie, deine Freunde und dein Umfeld. Deine Augen sind immer nur auf das nächste Ziel gerichtet. Wie in einem Hamsterrad läufst du immer schneller und schneller. Das Eigentliche übersiehst du dabei. Oft stellt sich das Gefühl für Glück nicht ein. Gleichgültigkeit kann schnell in Nichtachtung und sogar Zorn umschlagen. Das innere Getriebensein ist ein beunruhigendes Kennzeichen unserer modernen Lebensweise.

Stress, innere Unruhe, Unglück und Zerrissenheit sind Gefühle, über die viele klagen. Auf die Dauer machen diese Faktoren krank. Schlaflosigkeit, Übergewicht und Nervosität haben nicht selten ihre Wurzeln in dieser inneren Unausgeglichenheit. Stress gilt mittlerweile als eine der Hauptursachen vieler Zivilisationskrankheiten. Menschen sind nicht mehr dazu in der Lage abzuschalten. Sie kommen nicht mehr zur Ruhe.

Achtsamkeit kann ein Weg aus dem Teufelskreis sein. Das durch asiatische Meditationstechniken und Philosophien beeinflusste Konzept kann dich dabei unterstützen, zu dir selbst zu finden, dich innerlich zu stärken und bewusster mit Stress umzugehen. Achtsamkeit kann dir helfen, Resilienz zu entwickeln. Sie kann dazu führen, dass du dich und deine Umwelt bewusster wahrnimmst. Du wirst nicht mehr gehetzt, den übernächsten Schritt vor dem nächsten tun. Du kannst tatsächlich im Hier und Jetzt ankommen und damit deine Zukunft bewusster und kraftvoller gestalten.

Achtsamkeit kann dich dabei unterstützen, die inneren Widerstandskräfte zu stärken, die Zerrissenheit zu überwinden und ein glücklicheres Leben im Einklang mit dir, deinen Nächsten und mit der Welt zu führen.

Dabei ist es wichtig, einen individuellen Ansatz zu finden. Es geht um dein Leben und dein Glück. Jeder Weg zur Achtsamkeit ist anders. Jeder Mensch ist ja ein anderer. Deine Träume und Ziele stehen im Mittelpunkt. Ich bin kein Leuchtturm, kein Psychologe oder Arzt, der dir den Weg zeigt. Doch ich kann dir helfen, das Prinzip Achtsamkeit besser zu verstehen und in dein Leben zu integrieren. Darum habe ich dieses Buch geschrieben.

Mir hat Achtsamkeit nach jenem verhängnisvollen Abend im Januar geholfen. Ich war kurz davor, innerlich zu zerbrechen und mich aufzugeben. Mein Körper war größtenteils gelähmt. Arme und Beine gehorchten mir nicht mehr. Doch während der Reha lernte ich das Prinzip der Achtsamkeit kennen. Ich beschäftigte mich das erste Mal in meinem Leben mit einer Meditationsform, die mir als nicht religiösem, eher rational angelegtem Menschen entsprach, und lernte, Achtsamkeit in mein Leben zu integrieren.

Ich schöpfte Kraft zum Durchhalten der oft schmerzhaften Übungen, mit denen meine Arme und Beine wieder reaktiviert, die Muskeln aufgebaut wurden. Mir gelang es durch Achtsamkeit, den Unfalltod meiner Frau zu akzeptieren und eine innere Klärung herbeizuführen. So schaffte ich es, mit der Schuld umzugehen und die Grübeleien über die letzten Stunden mit meiner Frau zu beenden. Und ich fasste wieder neuen Lebensmut. Heute ist Achtsamkeit mein innerer Kompass.

Die Stärke, die ich durch Achtsamkeitspraxis gewonnen habe, möchte ich weitergeben. Meine Erfahrungen habe ich so zusammengefasst, dass sie dich inspirieren und du sie auf deine Situation übertragen kannst. Meine Beschäftigung mit Achtsamkeit sehe ich heute wie eine Reise. Ich bin im Dunkeln aufgebrochen, habe einiges an Gepäck mitgenommen und wusste nicht genau, wohin der Weg mich führt. Schritt für Schritt habe ich mein Leben verändert. Heute ruhe ich in mir. Schaue ich zu Hause aus dem Fenster, empfinde ich tiefes Glück bei der Betrachtung des Gartens, des Himmels und der Landschaft. Ich habe wieder eine Frau an meiner Seite, mit der ich daran arbeite, eine achtsame Beziehung zu führen. Ich fühle mich wohl mit meiner Familie und bin stolz auf meine Töchter. Ich arbeite gerne mit meinen Kollegen und Kolleginnen zusammen.

So wie ich kannst auch du Krisen überwinden und innere Stärke aufbauen. Du kannst Glück intensiver empfinden und dein wertvolles Leben in jedem Augenblick mehr genießen. Mit diesem Buch will ich dich auf deiner persönlichen Achtsamkeitsreise begleiten. Schritt für Schritt wird sich dein Leben nachhaltig positiv verändern. Dabei bestimmst du allein das Tempo.

Du bist kein Mediationsfreund? Ich auch nicht. Als Ingenieur denke und empfinde ich eher rational. Doch einige Studien und der „Selbstversuch“ haben mich überzeugt. Mittlerweile gibt es sogar anerkannte Therapien zur Stressbewältigung durch „Achtsamkeit-MBSR“. Die „Mindfulness Based Stress Reduction“, die achtsamkeitsbasierte Stressreduktion, basiert auf randomisierten Untersuchungen, wie sie die Psychologen und Neurowissenschaftler Shauna L. Shapiro, Linda Carlson, John Astin und Benedict Freedman in ihrem Werk Mechanisms of Mindfulness (Mechanismen der Achtsamkeit) beschrieben haben. Übrigens forschen westliche Akademiker schon seit über dreißig Jahren zum Achtsamkeitskonzept und zur Selbstregulation. In den asiatischen

Ländern hat Achtsamkeit eine andere Tradition. Sie ist Teil verschiedener Meditationskonzepte und Lebensphilosophien. Hinter ihrem Erfolg steht ihre selbstregulierende Funktion, die seit Jahrhunderten genutzt wird.

Du hast keine Zeit für Selbsterfahrungskurse? Ich auch nicht. Das Faszinierende an der Achtsamkeitspraxis ist, dass sie sich perfekt in deinen Alltag integrieren lässt. Dazu kommen noch weitere erstaunliche Fakten: Du verlierst keine Zeit, sondern du lernst, Zeit effizienter zu nutzen. Du verschwindest nicht in höheren Sphären, sondern landest im Hier und Jetzt. Du wirst insgesamt konzentrierter, effizienter und besser arbeiten und du wirst vor allem auch konzentrierter, effizienter und besser leben. Hast du Lust, es auszuprobieren? Dann freue ich mich, mit diesem Buch dein Reisebegleiter zu werden. Lass uns gemeinsam aufbrechen und mit Achtsamkeit dein Leben neu gestalten.

PS: Bitte wundere dich nicht, wenn du hier in diesem Buch keine Gender-Schreibweisen entdeckst. Ich habe mich schlicht und ergreifend aus Gründen der leichteren Lesbarkeit dazu entschieden. Natürlich sind aber stets alle Geschlechter angesprochen. Irgendjemanden womöglich durch die Verwendung einer bestimmten Sprachform auszuschließen, liegt mir persönlich völlig fern. Ich hoffe, das ist für dich in Ordnung.

1
DAS FUNDAMENT DEINER ACHTSAMKEIT

„Du kannst die Wellen nicht stoppen, aber du kannst lernen zu surfen."

— JON KABAT-ZINN

Als Ingenieur habe ich mir einen realistischen Blick auf die Welt angewöhnt. Manchmal gehen meine Emotionen mit mir durch – zum Beispiel beim Autofahren. Doch in der Regel analysiere ich Situationen rational und treffe dann bewusst meine Entscheidungen. Ähnlich bin ich letztlich auch nach meinem Unfall vorgegangen. Ich war in mir gefangen und sah nur noch das Dunkle. In der Reha erblickte ich einerseits den Sinn, meine Mobilität wiederzuerlangen, emotional stand ich jedoch allem ablehnend gegenüber. Ich wurde von Schuldgedanken erdrückt. Alles erschien mir sinnlos. Die psychologische Begleitung lehnte ich zunächst ab.

Aufgrund meiner inneren Zerrissenheit machte ich zunächst auch körperlich kaum Fortschritte. Es war mir egal. Hatte ich nicht gerade alles verloren? Stand ich nicht vor einem einzigen Scherbenhaufen? Mehrere Faktoren bewirkten einen Wandel: Da war die physiotherapeutische Therapie. Da war die Struktur des Klinikalltags. Da war die Beharrlichkeit der Psychologin und da waren die Gruppen, an denen ich teilnehmen musste. Ich lernte Menschen aus verschiedenen Bereichen kennen, denen ich bisher nicht begegnet war. Ihr Schicksal und ihr Umgang damit berührten mich. Das setzte einen Prozess der Wandlung in Gang.

RÜCKBLICK: DEINE BISHER UNBEKANNTEN ACHTSAMKEITSMOMENTE

Krisen sind oft der Anlass, um sich mit sich selbst und der eigenen Situation auseinanderzusetzen. Du bist zunächst traurig oder wütend. Dann forschst du nach den Ursachen. Du willst wissen, warum es zu dieser Krise gekommen ist, wie du sie bewältigst und was du verändern kannst, um in Zukunft diese Art von Krisen zu vermeiden.

Ich selbst arbeite mit (inneren) Listen. Das ist eine Art Berufskrankheit. Ich gehe an viele Dinge wie an eine technische Aufgabe heran. Ich analysiere die Situation und suche nach einer nützlichen Unterteilung und Skalierung. Im Grunde mache ich mir eine Positiv-Negativ-Liste und verschaffe mir so einen ersten Überblick. Natürlich gibt es auch viele Menschen, die eher emotional an die Dinge herangehen und nach ihrem Bauchgefühl entscheiden. Was durchaus keine schlechte Sache ist, schließlich weiß man inzwischen, dass wir dort gewissermaßen ein zweites Gehirn haben, schließlich befinden sich im Darm fast ebenso viele Nervenzellen wie in unserer Schaltzentrale im Kopf. Wieder andere Menschen haben für sich eine kreative Vorgehensweise entdeckt und lieben Mindmaps. Wofür auch immer man sich entscheidet, alles hat seine Berechtigung. Ich persönlich bin allerdings jemand, der Dinge gerne analysiert und ihnen so auf den Grund gehen will.

In der extremen Krise, in der ich steckte, war ich dazu zunächst nicht in der Lage. Durch die therapeutischen Sitzungen und den durch Strukturen geregelten Alltag fand ich jedoch wieder zu meiner ursprünglichen Art von Analyse und Reflexion zurück. Unterstützt wurde das durch eine für mich überraschende Entdeckung: Die Psychologin ging nicht anders vor.

In den Einzel- und Gruppensitzungen ging es um Vergangenheit, Gegenwart und Zukunft. Was hatte mich hierher, in diese Situation gebracht? Wie ging ich mit der Situation im Hier und Jetzt um? Und wie sollte meine Zukunft aussehen? Vor allem ging es auch darum, sich zu fragen, ob man überhaupt im Hier und Jetzt angekommen war.

Das klingt merkwürdig? Meistens eilen unsere Gedanken voraus. Wir sind mit dem Kopf schon in der nächsten Situation (von der wir noch gar nicht sagen können, wie sie sein wird) und im gegenwärtigen Moment nur halb anwesend. Das beeinflusst unser Denken, unser Handeln und unsere Emotionen. Wir bemerken die Nuancen der Gegenwart oft nicht einmal. Jeder kennt das: Selbst in Arbeitsprozessen, bei denen unsere ganze Aufmerksamkeit gefragt ist, „übersehen" wir Dinge. Wir sind in der Regel nicht im Moment, sondern in irgendeinem Gemisch aus Vergangenheit, Teilgegenwart und Zukunft verfangen.

Das merken wir auch in Beziehungen. Wir sind oft nicht anwesend, wenn wir unserem Partner scheinbar zuhören. Wir sind nicht wirklich dabei, wenn wir mit unseren Kindern spielen oder etwas mit Freunden unternehmen. Im Nachhinein stimmt uns das oft traurig.

Bei mir kam noch ein anderer Aspekt hinzu. Ich bin ein sehr ordnungsliebender Mensch. Als mir während der Therapie bewusst wurde, wie ich selbst die Zeiten immer wieder vermischte, beschlich mich ein großes Unbehagen. Ich wollte nicht, dass die Gegenwart als Gegenwart nicht stattfand. Mich störte vor allem auch, dass dieses Nicht-Stattfinden bedeutete, dass ich einen großen Teil des Potenzials nicht nutzte. Das betraf nicht nur die rationale, sondern auch die emotionale Seite.

Den Unfallabend im Januar sah ich jetzt mit ganz anderen Augen. Ich war damals nicht im Hier und Jetzt gewesen. Ich war bereits mit meinen Gedanken und Emotionen auf der Geburtstagsparty. Ich sah meine Frau mit ihren Bedürfnissen nicht in dem Augenblick, in dem wir tatsächlich zusammen waren, sondern ich sah nur mein Bild von ihr und die Idee von einem schönen Abend, den wir gemeinsam mit Freunden verbringen würden. Dieser Abend war aber noch gar nicht da. Er existierte nur in meinem Kopf. Die Gegenwart hatte ich völlig ausgeklammert. Damit hatte ich mir selbst und meiner Frau die Chance auf unwiederbringliche Momente des Glücks genommen.

Diese Erkenntnis war niederschmetternd. Je mehr ich darüber nachdachte, desto bewusster wurde mir, was mir alles entgangen war, was ich unbewusst versäumt hatte. Die Geburt meiner Kinder, unsere Ferien, unser Alltag – vieles waren einfach nur Fiktionen. Ich hatte meine Ideen und Vorstellungen wie etwas sein müsste oder sollte auf die entsprechenden Situationen übertragen, war in Gedanken schon in der nächsten Situation, und konnte das Eigentliche gar nicht mehr erleben.

Bestimmt kennst du Ähnliches. Du nimmst Situationen vorweg, hast Erwartungen, überträgst diese auf den Moment und gleichzeitig bist du aber schon in der Zukunft. Auf die Dauer geht das nicht gut und ist eine der Ursachen für Unzufriedenheit, Gefühle des Scheiterns und der Leere. Das betrifft alle Bereiche unseres Lebens – vom Job, den du dir ganz anders vorstellst, bis zur Liebe und sozialen Beziehungen.

Womöglich hast du aber auch schon Gegenteiliges erfahren: echte Momente des Glücks, in denen du ganz im Hier und Jetzt warst. Kurioserweise umschreibt unsere Sprache die Augenblicke als Momente, in denen man „alles um sich herum vergisst". Eigentlich tritt jedoch kein Vergessen, sondern die Konzentration auf das Hier und Jetzt ein, das wir mit allen Sinnen regelrecht aufsaugen. Das ist der Kern der Achtsamkeit.

Du kannst Achtsamkeit in ganz lapidaren Situationen empfinden. Wobei: So lapidar sind diese Situationen oft gar nicht. Unser Denken und unsere Raster haben sie dazu gemacht. Die Arbeit im Garten, das Versunkensein ins Graben und Pflanzen, kann ein Moment der Achtsamkeit sein. Das hingebungsvolle Kochen oder Backen kann ein Moment der Achtsamkeit sein. Oder der Lauf am Morgen, bei dem du dich ganz auf deinen Körper, den Bewegungsablauf, deine Schritte konzentrierst.

Diese Erfahrungen von Achtsamkeit können dir Orientierung geben und dazu führen, dich dem Prinzip der Achtsamkeit zu öffnen und es bewusst zum Teil deines Lebens zu machen.

ERKENNEN DEINER VERSTECKTEN STÄRKEN UND ACHILLESFERSEN

Als Mensch, der Diagramme, Tabellen und Listen zu schätzen weiß, bin ich im Erkennen und Erschließen von Potenzialen und Ressourcen ganz gut. Es hilft mir, einen klaren Blick auf meine Stärken und Schwächen zu haben. Besonders in beruflichen Stresssituationen oder beim Ausbau meines Fachwerkhauses konnte ich mich immer wieder gut aufstellen, verorten und Herausforderungen meistern. Allerdings gibt es auch hier einige Baustellen.

Diese Baustellen hängen mit der geschilderten Un-Achtsamkeit zusammen. Stärken und Schwächen haben eine Geschichte. Oftmals sind dir deine Stärken gar nicht bewusst. Ich kenne sogar viele Leute, die zutiefst davon überzeugt sind, dass Fähigkeiten, die sie selbst haben, derart normal und üblich sind, dass erstens alle darüber ebenso verfügen und zweitens dies gar nichts Besonderes sein kann. Was für ein verhängnisvoller Trugschluss! Indem du dir deiner Stärken nicht bewusst bist oder sie sogar negierst, baust du innerlich Barrieren und Grenzen auf, die dich immer wieder stoppen. Meist sind es Grenzen, die uns andere gesetzt haben. Doch wir akzeptieren sie (unbewusst). Wer immer wieder gehört hat, dass er still sitzen und sich zurücknehmen soll, wird irgendwann unbeweglich. Er verbietet sich die Bewegung und die vermeintlich vorlaute Äußerung. Er tritt in den Hintergrund. Manche verstummen und ziehen sich ganz in sich zurück. Andere entwickeln Aggressionen. Es entsteht eine Art Überdruck, der sich irgendwann gewaltsam und impulsiv entlädt.

Aus dem „Sitz still!“ wird ein Glaubenssatz, etwas, woran du dich orientierst und das du als Weisung annimmst. Du trittst nicht mehr selbstbewusst für dich ein, sondern „sitzt still und hältst den Mund“. Das führt dazu, dass du im Leben nicht weiterkommst. Die anfängliche Dynamik war eine Stärke, die zu einer Schwäche deklariert wurde und mit der du jetzt als tatsächlicher Schwäche lebst. Das kann bis zu körperlichen Folgen gehen. Du wirst unbeweglich, deine Muskeln verkümmern, du schöpfst dein Potenzial nicht aus und schadest dir gesundheitlich.

Das Fantastische an unserem Leben ist, dass wir vieles immer wieder neu denken, erleben und damit auch ändern können. Du musst nicht im Vorgegebenen verharren. Du kannst dich bewegen und Situationen neu schaffen.

Dabei ist es möglich, an verschiedenen Punkten anzusetzen. Systemisch veränderst du dann andere Dinge in deinem Leben (fast) automatisch ebenfalls. In unserem Beispiel-Glaubenssatz wird es helfen, die Dynamik zu reaktivieren und mit der äußeren Stärke zugleich auch innere Stärke aufzubauen. Wer jeden Tag ein sich steigerndes Laufpensum absolviert, trainiert mehr als seine Beinmuskulatur. Er lernt außerdem, Ziele zu erreichen und innere Grenzen zu verschieben. Sein Körper und seine Haltung verändern sich. Das Ergebnis ist neben einem Gewinn an körperlicher Gesundheit ein natürlich gewachsenes Selbstvertrauen, das zu einem Selbstverständnis im Umgang mit anderen wird. Mit solchen Schritten bringst du dein Leben in Bewegung und gewinnst an Schwung.

Hast du einmal die Erfahrung gemacht, wie du eigene Schwächen in Stärken verwandelst, wird das deine Herangehensweise auch an andere Herausforderungen in deinem Leben deutlich verändern. Durch das Bewusstsein, dass du dazu in der Lage bist, Probleme aus eigener Kraft zu meistern (die sogenannte Erfahrung der Selbstwirksamkeit), trittst du tatsächlich anders und selbstbewusster auf. Und du gehst auch achtsamer mit dir selbst um.

Vor allem vermeidest du die nicht selten auftretenden Haltungen, in denen Menschen sich rundum verdammen. Sie meinen, nichts zu können – und können dann tatsächlich nichts. Sie leben mit Blockaden, die zum Bollwerk werden. Das kann auch sehr bequem sein, denn so denkende Menschen müssen nichts ändern. Menschen, die hart und zäh an ihren Zielen arbeiten, strahlen hingegen (auch wenn sie ihre Zielvorgaben noch nicht erreicht haben) etwas anderes aus. Sie wirken zielgerichtet. Man spürt ihren Willen und auch die Freude daran, etwas umzusetzen, etwas zu bewegen.

Es gibt mehrere Wege, sich seiner Stärken und Schwächen bewusst zu werden. Du kannst mit Listen arbeiten. Dabei lassen sich Stärken und

Schwächen gegeneinander abwägen und du hast die Möglichkeit, zu priorisieren. Die Gefahr dabei besteht darin, dass du ins Grübeln verfällst und ein Gedankenkarussell über deine Unzulänglichkeiten anstößt. Da die meisten Menschen ein eher schlechtes Selbstbild haben, birgt das die Gefahr einer weiteren Identifikation mit einem „schlechten Ich". Oft entspricht dieses Selbstbild jedoch gar nicht den objektiven Tatsachen. Es ist nur vermeintlich realistisch, sondern mehr ein Bild, das etwas über die eigene Schwäche zur Selbsteinschätzung erzählt.

Du kannst dich auf deine Stärken konzentrieren. Meist ist das viel schwieriger. Notiere einmal fünf Dinge, die du wirklich gut kannst. Fällt dir nichts ein, versuche stattdessen aufzuschreiben, was andere an dir schätzen. Bei welchen Themen wirst du gefragt, wenn es um Lösungen geht? Hast du weiterhin Schwierigkeiten, deine Stärken zu identifizieren, versuche einmal zu benennen, was dir alles am gestrigen Tag gelungen ist. Worin warst du richtig gut? Fällt dir auch dazu nichts ein, mach eine kleine Übung draus und überlege dir eine Aufgabe für den morgigen Tag, die du erfüllen, abhaken und innerlich positiv für dich verbuchen willst.

Ich weiß, wovon ich schreibe. Mir ging es nach dem Unfall in der Reha so, dass ich zunächst im Gespräch mit der Psychologin angab, nichts an mir sei positiv. Ich empfand mich psychisch und physisch als Wrack. Arme und Beine gehorchten mir nicht mehr. Das Liebste, was ich hatte, war verloren, mein Leben ein einziger Trümmerhaufen. Meine Stärken? Die hatten wohl nicht so viel genutzt. Meine Schwächen? Mehrere Therapiestunden hätten nicht gereicht, um sie alle aufzuzählen. Jede einzelne Zelle in mir schien davon überzeugt zu sein, dass ich als ganzer Mensch ein kompletter Versager bin, der rein gar nicht richtig machen kann und auch nichts zustande bringt. Da begann die Psychologin mich nach dem nächsten Tag und meinen Aufgaben in der Physiotherapie zu fragen. Ich sollte genau sagen, was anstand, und von der nächsten Stunde exakt berichten. Aus den winzigen körperlichen Fortschritten, die auch mit dem wachsenden Willen zur Teilnahme an den Übungen verbunden waren, erwuchsen mehrere Stärken, die mir im Gespräch mit der Psychologin bewusst wurden. Der innere grüne Haken an der erfüllten Aufgabe gab mir Schritt für Schritt das Selbstbewusstsein, Ziele und Willensstärke aus dem Moment heraus zu entwickeln.

DEIN INNERER KOMPASS: SELBSTBEWUSSTSEIN UND SELBSTWAHRNEHMUNG NEU ENTDECKEN

Der asiatische Raum kennt ebenso wie die Achtsamkeit das Ikigai. Sinngemäß bedeutet der Ausdruck übersetzt: „Das, wofür es sich zu leben lohnt". Bei dieser Methode geht es einerseits darum, sich selbst genauer kennenzulernen sowie die Dinge zu identifizieren, die für das ganz persönliche Lebensglück zentral sind. Das Ikigai ist ebenfalls systemisch angelegt. Die Fragen des Ikigais ermöglichen dir, dich selbst besser kennenzulernen. Dabei bestimmst du selbst, wie tief du mit deinen Fragen und den sich daraus ergebenden Schlussfolgerungen gehen willst und welches Maß an Veränderung du dir wünschst.

Ikigai stellt die Frage nach dem Sinn des eigenen Lebens. Dabei bleibt das Ikigai nicht immer gleich. Es verändert sich im Laufe des Lebens. Die Frage, wofür es sich zu leben lohnt, wirst du immer etwas anders beantworten. Darum ist es sinnvoll, sich auf dem Weg zur Erkenntnis der eigenen Stärken, immer wieder die Frage zu stellen, wofür es sich zu leben lohnt. Ganz praktisch stellen sich die Japaner auch die Frage: Wofür stehst du morgens auf?

Das Ikigai ist mehrere Tausend Jahre alt. Das Spannende an dem System ist, dass es heute wissenschaftliche Studien dazu gibt, die sich mit den positiven Wirkungen des Ikigais beschäftigen. Menschen mit einem hohen Ikigai sind mit sich und der Welt mehr im Einklang, sind gesünder und leben länger. Dazu haben Neurologen wie Ken Mogi, Shintaro Kono oder Psychologen wie Christopher Peterson geforscht.

Um die eigene Stärke zu entwickeln, das Selbstwertgefühl zu entfalten und mehr Ich-Stärke zu gewinnen, lohnt sich ein Blick auf die fünf Säulen des Ikigai:

1. Klein anfangen
2. Loslassen lernen
3. Harmonie und Nachhaltigkeit leben

4. Freude an kleinen Dingen entdecken
5. Im Hier und Jetzt sein

Sie decken sich mit einigen Aspekten der Achtsamkeit. Dazu zählen zunächst das Im-Hier-und-Jetzt-Sein und das Leben in Harmonie und Nachhaltigkeit.

Das Prinzip der kleinen Schritte hat sich nicht nur im Ikigai bewährt. Schon dem chinesischen Philosophen Konfuzius wird das Zitat zugeschrieben, nachdem auch die längste Reise mit dem ersten Schritt beginnt. Denn wir neigen dazu, schnell zu kapitulieren, wenn uns Dinge als zu groß erscheinen. Einen Marathon laufen? Niemals! Viel zu anstrengend, das schaffe ich nie. Aber wenn du jeden Tag deine Trainingsstrecke ein wenig ausdehnst, wirst du am Ende dazu in der Lage sein, einen Marathon zu laufen. Es ist nur entscheidend, dass du jede Woche ein paar Minuten länger läufst. Und das ist schaffbar, ohne dass es wehtut. Du kennst diesen Ansatz ebenso vom Training aus dem Fitnesscenter oder von der Karriereplanung. Mir hat es auch beim Ausbau meines unter Denkmalschutz stehenden Fachwerkhauses geholfen. Das klingt profan? Ich bin kein esoterisch veranlagter Mensch und in der Tat ist die Umsetzung des Ikigais eine ganz praktisch ausgerichtete Sache. Das Besondere daran ist, dass sie auch spirituell funktioniert, aber eben nicht nur. Wenn du dich mit Japan und seiner Kultur ein wenig beschäftigst, erkennst du schnell, was ich meine: Hightech und Rituale wie die Teezeremonie oder das Anlegen eines Zen-Gartens schließen sich für Japaner nicht aus.

Willst du dein Leben achtsam verändern, kann dich der Weg des Ikigais dabei unterstützen. Du lernst, dich und deine Bedürfnisse ernst zu nehmen, und erkennst die Zusammenhänge, die zwischen dem Einklang mit dir selbst und dem Einklang mit der Umwelt bestehen. Simpel ausgedrückt: Geht es dir mit dir selbst gut, geht es auch den anderen mit dir gut. Deine Leistungs- und Liebesfähigkeit steigt, je harmonischer es in deinem Inneren aussieht.

Das Im-Hier-und-Jetzt-Sein ist eine Frage der Konzentration. Wenn du lernst, dich voll und ganz auf den Moment zu konzentrieren, erfordert das Kraft. Gleichzeitig stärkt es dich aber auch und du gewinnst an

Energie. Deine Fähigkeit, dich zu konzentrieren, wächst. Du wirst sie auf andere Bereiche übertragen. Das kannst du bewusst trainieren. Es wird aber auch automatisch passieren. Du wirst insgesamt aufmerksamer und achtsamer. Das wiederum verbessert deine „Performance". Du wirst „besser" im Sinne von aufmerksamer in deinen zwischenmenschlichen Beziehungen. Und du wirst besser in deinem Job. Deine Entscheidungen werden nach und nach bewusster erfolgen.

Du wirst auch zu mehr Gelassenheit finden. Das alte Sprichwort „In der Ruhe liegt die Kraft" deckt sich mit der Konzentration des japanischen Bogenschützen. Wer in sich ruht und um sich weiß, kennt den Unterschied zwischen Hektik und Dynamik. Das „Loslassen" beinhaltet auch die Priorisierung. An jenem fatalen Januartag war ich nicht bei mir. Ich war nicht im Moment anwesend. Ich war auch innerlich nicht bei meiner Frau. Ich habe mich hektisch auf die 15 Minuten fokussiert, die meine Frau zu spät kam. 15 Minuten waren in dem Moment eigentlich ein Nichts. Ich will damit nicht sagen, dass du Lebenszeit vergeuden sollst und dass 15 Minuten nichts wert sind, ich will damit sagen, dass meine Bewertung der 15 Minuten als Verspätung ein Fehler war und ich mit dem Groll über diese Verspätung die letzten Stunden mit meiner geliebten Frau überschattet habe. Ich habe nicht losgelassen, sondern den aus meiner Wertung entstandenen Ärger mit in die nächsten und in dem Fall die letzten gemeinsamen Stunden genommen.

Was wäre gewesen, wenn ich mich mit ihr zusammen an den Fotos erfreut hätte? Den Unfall hätte es womöglich nicht verhindert, doch die letzten Stunden wären in anderer Atmosphäre und in Verbundenheit verlaufen. So waren wir innerlich durch die von mir errichtete Blockade aus Ärger und Wut getrennt. Achtsamkeit kann dich davor bewahren und dir helfen, jeden Moment deines Lebens mit Gewinn bewusster und sinnvoller zu leben.

PRAXIS: DEIN TAGEBUCH DER WACHEN MOMENTE

Nimm dir bewusst Zeit für dich selbst. Ein Achtsamkeitstagebuch kann Anreiz und Stütze sein. Es wird zum Begleiter auf deiner Reise. In ihm verzeichnest du deine Schritte auf dem Weg zu dir selbst und deine

Erfolge. Es gibt dir Raum zur Selbstbefragung, zur Selbstvergewisserung und zur Visualisierung deines Wachstums.

Unser Leben wird meist von Hektik dominiert. Wir lassen uns mitreißen. Durch unsere vollen Terminkalender haben wir kaum Zeit für uns selbst. Darum ist es umso wichtiger, Verabredungen mit dem eigenen Ich zu treffen. Am besten nimmst du dir täglich ein paar Minuten, die ganz für dich allein reserviert sind. Du nutzt sie zum Notieren wichtiger Gedanken, zur Rückschau auf den vergangenen Tag und auch zum Notieren kleiner Aufgaben für den nächsten.

Wie du dein individuelles Achtsamkeitstagebuch organisierst, findest du am besten selbst heraus, denn es geht dabei um dein Leben. Vielleicht schreibst du nicht gerne, dann kann es helfen, wenn du dir vornimmst, jeden Tag einen einzigen ganzen Satz zu einem Thema zu verfassen. Du kannst auch zu Buntstiften greifen. Du hast lange nicht gemalt? Dann wird es Zeit. Visualisierungen sind eine wunderbare Kraftquelle. Das Zeichnen ist ein meditativer Akt, der dich zu dir selbst führt. Dabei kommt es nicht auf Kunstfertigkeit an, sondern auf die Visualisierung deiner Empfindungen.

Wähle in jedem Fall ein Buch aus, dass dich optisch und haptisch anspricht. Achte auch auf das Innere und den Aufbau der Seiten. Ich persönlich habe mit karierten Blättern begonnen. Sie gaben mir ein Gefühl von Ordnung und Sicherheit. Allerdings fiel mir das Schreiben an sich schon immer leicht. Das Nachdenken über mich musste ich erst lernen. Jetzt nutze ich weiße Seiten. Sie geben mir die Möglichkeit zum kreativen Gestalten. Ich habe damit begonnen, neue Leitsätze als Glaubenssätze zu etablieren und diese grafisch zu gestalten. Diese Art des kalligraphischen Gestaltens, auch Handlettering genannt, hilft mir, mich zu konzentrieren und zu fokussieren. Ich sammele mit den Gedanken meine Kräfte und richte sie gebündelt auf die Umsetzung.

Das Malen mit Farben wirkt außerdem befreiend. Seit meiner Kindheit hatte ich keine Buntstifte mehr in meiner Hand. Technische Zeichnungen entwerfe ich größtenteils am Rechner. Führe ich Skizzen per Hand aus, sind sie schwarz-weiß. Der Umgang mit Farben hat verschiedene Prozesse bei mir ausgelöst. Er hat mich an meine Kindheit erinnert und mit verschiedenen Erlebnissen versöhnt. Ich konnte abschließen und loslassen. Er hat aber auch meine Kreativität geweckt und mich innerlich befreit. Unterstützt wurde der Prozess durch das therapeutische Malen in der Reha. Hier erkannte ich das Zusammenwirken vom Trainieren manueller Fertigkeiten und dem Aktivieren psychischer Potenziale.

Du kannst in deinem Achtsamkeitstagebuch thematisch vorgehen. Setz dir kleine Ziele über einen bestimmten Zeitraum und notiere jeden Tag deinen Erfolg. Dabei kannst du lernen, dich auf eine bestimmte Sache in deinem Leben zu konzentrieren. Du siehst dann, wie es Schritt für Schritt vorwärtsgeht. Das ist eine heilsame Erfahrung, die den Glauben an dich selbst stärkt oder überhaupt erst weckt.

Ein weiterer Aspekt des Führens eines Achtsamkeitstagebuches ist, dass du das Glück im Kleinen erkennst und dadurch Dankbarkeit entwickeln lernst. Du merkst, dass du genau die fünf Säulen des Ikigai in deinem Achtsamkeitstagebuch wiederfindest. Das Buch wird zur Dokumentation einer Reise zu dir selbst. Gleichzeitig ist es ein Anker, an den du dich halten kannst und ein Kompass, der die Richtung weist. Du kannst es zu deinem Logbuch machen und die Koordinaten deiner Lebensreise aufzeichnen. Wie ein Kapitän denkst du über die zurückgelegte Strecke nach und planst den weiteren Verlauf. Du erkennst, welche Ressourcen dir für die Route zur Verfügung stehen.

Erwarte nicht zu viel von dir, sondern geh in kleinen Schritten vorwärts. Was sich wie eine Binsenweisheit liest, ist vielen oft nicht klar. Es sind tatsächlich die kleinen Schritte, die einem großen Wurf vorhergehen. Mutest du dir zu viel zu, wächst die Gefahr des Scheiterns und du musst die Rückschläge verkraften. Das kostet dich Zeit und Energie. Der kleine Schritt stärkt dich. Und er kann auch leichter korrigiert werden, wenn er in die falsche Richtung führt. Das kannst du auch bei den vielen Zeremonien im asiatischen Raum entdecken. Das alltägliche Teekochen oder die Reinigung bekommen einen besonderen Wert. Den kleinen Schritt solltest du daher nicht verachten, sondern konzentriert zelebrieren.

Das Öffnen deines Achtsamkeitstagebuchs zu einer bestimmten Uhrzeit kann so eine eigene kleine Zeremonie werden. In diesem Moment wirst du ganz bei dir sein und dich einige Minuten völlig in dich selbst versenken. Diese meditative Schau lenkt deinen Blick auf dein Inneres im Hier und Jetzt.

Wie könnte so ein Achtsamkeitstagebuch konkret aussehen? Am besten strukturierst du die Seiten, indem du dir jeden Tag einige zentrale Fragen stellst. Dazu zählen beispielsweise:

- Wofür bin ich heute dankbar?
- Was habe ich heute gut gemacht?
- Habe ich auf meine Bedürfnisse geachtet? (Habe ich gut geschlafen? Wie geht es mir? Habe ich genug getrunken? Habe ich mir selbst und meinem Körper etwas Gutes getan?)
- Habe ich etwas Neues ausprobiert?
- Hatte ich genügend soziale Kontakte?
- War ich optimistisch?
- War ich heute zufrieden mit mir?
- Habe ich mir heute Ruhephasen gegönnt?
- Habe ich auf die Bedürfnisse meines Körpers geachtet (Habe ich mich kurz hingelegt, wenn ich mich müde gefühlt habe etc.)?
- Habe ich ein paarmal richtig tief durchgeatmet?
- Welche Tätigkeit habe ich heute mit besonders viel Liebe ausgeführt?
- In welchem Moment habe ich mich heute so richtig bei mir/nahe gefühlt?
- Was war meine Erkenntnis des Tages?
- Was habe ich heute losgelassen?
- Welche positiven Taten habe ich heute ausgeführt?
- Welchen positiven Gedanken habe ich mich heute hingegeben?
- Worauf freue ich mich morgen?

Die Fragen kannst du dann in der Form beantworten, die zu dir passt. Wenn du mehr der Mensch für Stichworte bist, dann ist das ebenso in Ordnung, wie wenn du lieber deine Gedanken zu Papier bringst. Im

Zweifelsfall reichen aber schon fünf Minuten pro Tag für das Führen so eines Achtsamkeitstagebuches.

Eine weitere Grundregel bei einem solchen Büchlein: Führe es jeden Tag. Integriere das kurze Besinnen auf deinen Tag in deinen täglichen Ablauf und mache dies zu einer Routine. So wie du vielleicht nach dem Aufstehen sonst als Erstes die Kaffeemaschine angestellt hast und dann ins Bad zum Zähneputzen gegangen bist. Die Tageszeit ist letztlich aber nicht von Bedeutung, du kannst dein Achtsamkeitstagebuch auch vor dem Einschlafen führen. Allerdings solltest du diese fünf Minuten in deinen Tag einplanen. Die positiven Auswirkungen dieser 300 Sekunden wirst du sicherlich schon bald in deinem Leben bemerken.

2
DIE GEHEIMNISSE DER ACHTSAMKEITSKUNST

„Wo immer du bist, sei ganz dort.“

— ECKHART TOLLE

Einen wesentlichen Teil der Achtsamkeit machen meditative Techniken aus, wobei es sich bei Achtsamkeit streng genommen um ein Element von verschiedenen Meditationstechniken handelt. Doch während Achtsamkeitsübungen stets Bestandteil einer Meditation sind, kommt Achtsamkeit auch ohne eine Meditation aus.

Insofern kannst du natürlich auch die Meditation für dich entdecken und daraus viele positive Erfahrungen ziehen. Aber da ja bekanntlich jeder Mensch laut einer Redewendung eine Insel ist, liegen dir vielleicht andere Achtsamkeitstechniken deutlich mehr und du profitierst von ihnen stärker. Und wenn wir schon beim Thema Achtsamkeit sind, dann solltest du am besten schon jetzt damit beginnen, darauf zu achten, was für ganz persönlich am besten ist. Wir sind alle komplett unterschiedlich, haben andere Vorlieben und andere Dinge, die uns jeweils guttun. Zu entdecken, was genau das für jeden von uns ist, das ist meist schon der erste Schritt zu mehr Achtsamkeit im Leben. In meiner Reha habe ich mir zum allerersten Mal überhaupt wirklich Gedanken darüber gemacht, wie es mir geht. Was mir guttut. Dabei geht es nicht um eine narzisstische Bauchnabelschau, sondern vielmehr darum, zu wissen, was ich tun kann, damit es meinem Körper und meiner Seele gut geht. Das geht nur, wenn ich achtsam mit mir selbst umgehe und meine Bedürfnisse wahrnehme und akzeptiere.

Genau aus diesen Gründen ist es wichtig, dass du zuallererst entdeckst, welche der zahlreichen bewährten Achtsamkeitstechniken dir guttun und eine Saite in dir zum Klingen bringen. Es geht nicht darum, dass eine Option besser ist als andere, sondern vielmehr zu schauen, welche besonders gut zur dir passen und den maximalen Effekt für dich haben.

Deshalb stelle ich dir im Folgenden einige Techniken vor. Mein Rat an dich ist, jede davon einmal auszuprobieren und so zu entdecken, wie sie sich für dich anfühlen. Welche Veränderungen bemerkst du jeweils? Was fühlt sich für dich ganz persönlich am stimmigsten an? Achte ganz genau auf dein Bauchgefühl – was will es dir sagen? Diese innere Stimme wird leider noch immer viel zu sehr unterschätzt, dabei ist sie dein ganz persönlicher Kompass, um gut durchs Leben zu kommen. Erst wenn du auf dein Bauchgefühl gelauscht hast, solltest du entscheiden, welche Methode oder Methoden du in dein Leben integrieren willst, um es mit mehr Achtsamkeit zu bereichern.

MEDITATION: DER SCHLÜSSEL ZU DEINEM INNEREN

Meditation ist naturgemäß eine der wichtigsten Techniken, um die positiven Effekte von Achtsamkeit zu erleben. Insbesondere, weil deren ausgezeichnete Wirkung schon durch etliche wissenschaftliche Studien belegt wurde. Auch wenn wir Europäer uns häufig damit schwertun, so ist Meditation wirklich ein Gewinn, wenn man sich darauf einlässt.

Die Meditation ist die Hingabe an den Moment. Du versenkst dich in dich selbst. Dein Atem geht ruhig und regelmäßig. Er nimmt dich mit auf eine Reise. Allein das bewusste, regelmäßige Atmen hat einen positiven Effekt auf deine Gesundheit. Du verbesserst damit die Sauerstoffzufuhr im Körper (ein sensationelles Gefühl!) und baust Stress ab. Deine Gedanken beobachtest du bei einer Meditation einfach neutral und lässt sie gewissermaßen an dir vorbeiziehen, ohne sie festzuhalten oder weiterzuverfolgen. Du beobachtest Gedanken, Emotionen, Empfindungen quasi wie von einem hohen Berggipfel aus, ohne sie zu bewerten. Diese innere Distanz wiederum schafft Freiheit und objektiviert viele Dinge, die uns sonst vielleicht Sorgen machen oder uns generell aufwühlen. Sie wirken einfach viel kleiner und wir lassen uns von ihnen dann nicht mehr so verschlingen. So kannst du gestärkt und erfrischt wieder in deinen Alltag starten.

Speziell für Menschen, die an Ängsten leiden oder an einer sogenannten Persönlichkeitsstörung, ist Meditieren eine gute Idee. Denn bei diesen psychischen Erkrankungen verliert man häufig den Kontakt zu sich selbst und fühlt sich gewissermaßen „taub“. Sie lernen so einen neuen Zugang zu ihren Gedanken und gewinnen nach und nach wieder Abstand zu ihnen. Speziell das Beobachten von Emotionen habe ich während meiner depressiven Episode nach dem fatalen Unfall als sehr hilfreich erlebt. Zu Beginn gab es für mich nämlich nur noch zwei Zustände: Trauer oder Wut. Erst sehr allmählich schälten sich unter der verkrusteten Oberfläche wieder weitere Gefühle heraus, bis ich sie wieder in ihrer kompletten Fülle realisierte.

Allerdings will ich auch nicht verheimlichen, dass es durchaus auch Situationen gibt, in denen Meditation keine gute Idee ist. So ist diese spezielle Form der Auseinandersetzung mit seinen Gedanken und Gefühlen nach einer schweren Belastung sogar kontraindiziert. Denn das Erleben von Gewalttaten, von Naturkatastrophen oder eines Unfalls sind häufig mit Schuldgefühlen und existenziellen Fragen verknüpft, die so wieder aufgewühlt werden. Durch Meditation besteht dann die Gefahr, einen Flashback zu erleben und wieder sich wieder emotional mitten in der traumatisierenden Situation wiederzufinden.

Mit Vorsicht zu genießen sind Meditation und Achtsamkeit ebenfalls bei Depressionen, teilweise bei Suchtproblematiken, bei psychotischen Symptomen und auch bei manchen Schmerzen.

Warum? Weil sie wirken. Doch wie so oft kommt nicht unbedingt immer dasselbe heraus, wenn zwei Leute das Gleiche tun. Deshalb möchte ich dir unbedingt empfehlen, mit einem Arzt abzusprechen, ob in deinem Fall Meditation und Achtsamkeit eine gute Idee sind und du die Techniken unbesorgt ausprobieren kannst. Bei mir hatte es im Gremium der behandelnden Ärzte durchaus engagierte Diskussionen gegeben. Doch am Ende waren sie sich sicher, dass Meditation in meinem Fall den Versuch wert sein könnte – und sie hatten recht.

Im asiatischen Raum sind meditative Techniken seit Jahrtausenden verbreitet. Was vielen nicht bewusst ist: Es gibt sie auch in Europa schon seit langer Zeit. Bei der Praxis der Abfolge von Gebeten in den verschiedenen religiösen Orden handelt es sich um nichts anderes als Meditationen. Es gibt das Aufgehen im Gesang und die Versenkung in theologische Schriften oder in die Betrachtung spiritueller Kunstwerke. Es gibt auch den Wandelgang und den heilsamen Aufenthalt bei kontemplativen Wanderungen. Und sogar schon in der antiken Philosophie der Stoa sind zahlreiche Impulse vorhanden, die Grundgedanken der Versenkung in sich selbst sowie der Achtsamkeit vorwegnehmen.

So fremd und neuartig ist das Gebiet der Achtsamkeitstechniken also nicht. Es hat auch nichts Esoterisches an sich. Medizinische Untersuchungen haben in den letzten Jahrzehnten immer wieder gezeigt, wie heilsam, wohltuend und kräftigend meditative Praktiken sind. Das Tolle an der Achtsamkeitsmeditation ist, du musst nicht an „nichts" denken. Du musst dich auch nicht stundenlang quälen, um in höhere Sphären aufzusteigen, du kannst ganz handfest meditieren, indem du einfach deine Aufmerksamkeit auf etwas lenkst und dann deine Gedanken und Empfindungen beobachtest, ohne sie zu bewerten.

Gute Meditationsübungen für den Anfang sind die Ruhemeditation oder der sogenannte Body-Scan.

Ruhemeditation

Nimm auf einem Stuhl oder dem Boden Platz, du kannst dich auch hinlegen, wenn dir das lieber ist. Achte darauf, dass du in dieser Position eine Weile verbringen kannst, ohne dass es für dich unangenehm wird. Schließe deine Augen, wenn du möchtest, und nimm ein paar ruhige, lange Atemzüge. Gemeinsam mit der Atmung kommst du innerlich immer mehr zur Ruhe. Wenn Gedanken auftauchen, beobachte sie einfach kurz mit einem wohlwollenden Blick und lass sie weiterziehen. Wie Wolken am Himmel. Lass sie kommen und wieder gehen, halte sie nicht fest. Genieße die sich ausbreitende Ruhe dabei und die zunehmende Entspannung. Komm langsam wieder zurück ins Hier und Jetzt und öffne erfrischt und langsam deine Augen.

Insbesondere zu Beginn solltest du die Übung nicht zu lange ausdehnen. Starte lieber mit kurzen Wiederholungen und steigere dich allmählich. So riskierst du keine frustrierenden Erlebnisse, weil du vielleicht noch nicht ganz so gut abschalten kannst.

Body-Scan

Der Body-Scan ist eine Form der achtsamkeitsbasierten Meditation, bei der du deine Aufmerksamkeit in die Empfindungen in deine Körperteile lenkst. Lege dich bequem auf eine Matte oder eine Couch und schließe wieder die Augen. Jetzt nimmst du ein paar tiefe Atemzüge. Achte darauf, wie sich die Ruhe in dir ausbreitet. Richte als Nächstes deine Aufmerksamkeit auf deine Fußsohlen und spüre nach, was du dort fühlst. Wärme? Kälte? Schwere? Leichtigkeit? Schmerz? Kein Schmerz? Anspannung oder Entspannung? Oder etwas anderes? Registriere die Empfindung einfach nur und erlaube ihr, da zu sein. Arbeite dich dann langsam nach oben – über den Fußspann, Unterschenkel, Oberschenkel, Bauch, Brust, Arme, Rücken und Gesäß, Nacken, Gesicht, Rückseite des Kopfes, Scheitel. Wenn du irgendwo Anspannung bemerkst, atme sie einfach weg. Nimm zuletzt ein paar tiefe Atemzüge, atme ein durch deinen Scheitel und spüre, wie der Sauerstoff durch den ganzen Körper fließt, bis hinunter in die Fußsohlen.

Öffne nun langsam wieder deine Augen und komme ins Hier und Jetzt zurück.

ATME FREIHEIT: DAS GEHEIMNIS HINTER ATEMÜBUNGEN

Dass die Atmung ein wichtiges Element bei meditativen Techniken ist, hast du bereits gelesen. Tatsächlich ist der Atem etwas ganz Besonderes. Er gehört zu den Körperfunktionen, die unbewusst ablaufen, da die Atmung lebensnotwendig ist. Allerdings neigen wir Menschen dazu, diese Funktion bei Stress welcher Art auch immer zu beeinflussen. Personen, die an Depressionen oder Ängsten leiden, neigen beispielsweise dazu, den Solarplexus festzuhalten. Hierbei handelt es sich um ein großes und wichtiges Nervengeflecht, das sich circa unterhalb der Brust in der Mitte unserer Körpervorderseite befindet. Hierdurch wird unsere Atmung allerdings negativ beeinflusst, denn wir atmen in diesem Fall nur noch mit dem Brustkorb, die für tiefe, beruhigende Atemzüge wichtige Bauchatmung findet so gut wie gar nicht mehr statt. Die Folge ist ein beengtes Gefühl sowie die Empfindung, permanent nicht genug Luft zu bekommen. Die Angst schneidet uns letztlich wortwörtlich die Luft ab, denn wir bekommen nicht mehr die Menge an Sauerstoff, die wir für unsere Körperfunktionen eigentlich benötigen.

Auch Personen, die unter andauerndem Stress leiden, neigen dazu, die Bauchatmung gewissermaßen „abzuschalten". Das jedoch verstärkt die Stress-Empfindung noch zusätzlich, denn der Körper ist in einem permanenten Stresszustand durch die mangelnde Versorgung mit Sauerstoff. Dadurch werden auch Stresshormone ausgeschüttet. Dieser Zustand kann so weit gehen, dass die Person letztlich sogar kollabiert.

Wer dagegen auf seinen Atem achtet und ihn gezielt nutzt, der wird schlagartig ein deutliches Plus an Lebensqualität verzeichnen.

Dafür ist es wichtig, dass du zunächst einmal ein Gespür für deine Atmung bekommst. Dann bist du auch dazu in der Lage, gegenzusteuern, wenn du eine Abweichung bemerkst. Außerdem wirst du so auch deutlich schneller Abweichungen registrieren. Deshalb möchte ich dir ein paar einfache Atemübungen an die Hand geben.

Atmung fühlen

Lege dich bequem hin und nimm ein paar Atemzüge, so wie sie für dich normal sind. Lege nun deine Hände auf deinen Brustkorb, in Höhe der Brust. Lass die Hände dort entspannt und passiv liegen. Achte einfach nur darauf, wie die Hände beim Einatmen angehoben werden und beim Ausatmen sinken. Lege die Hände im Anschluss auf deinen

Bauch. Atme tief in den Bauch, sodass die Hände gleichmäßig und ruhig angehoben werden und wieder sinken. Als Letztes legst du deine Hände seitlich an deinen unteren Brustkorb, die Fingerspitzen zeigen in Richtung Hüften. Atme in deine Hänge hinein und erlebe, wie sich dein Körper ausdehnt und wieder senkt. Probiere, ob du deine Atmung gezielt in die unterschiedlichen Bereiche deines Körpers schicken kannst.

Vergleiche diese Empfindungen mit der Art und Weise, auf die du bisher immer geatmet hast. Gibt es Unterschiede oder Gemeinsamkeiten?

Die letzte Atemweise wird als Vollatmung bezeichnet, da hier sowohl Brust- als auch Bauchatmung beteiligt sind. Sie ist besonders wertvoll, allerdings haben viele sie bereits „verlernt".

Beeinflusse deine Atmung

Bei dieser Übung geht es darum, einmal gezielt zu versuchen, den Atem zu modulieren. Stell dich dazu aufrecht hin, die Füße etwa hüftbreit auseinander.

Atme langsam und ruhig durch die Nase ein – und zähle dabei bis sechs. Atme dann durch den Mund aus – und zähle ebenfalls bis sechs dabei. Wiederhole dies ein paar Mal.

Im nächsten Schritt verdoppelst du die Zeit, die du für das Ausatmen brauchst. Also sechs Sekunden für das Einatmen und zwölf Sekunden für das Ausatmen. Steigere dich langsam und achte darauf, dass du den Atem langsam und ruhig fließen lässt. Bitte kein stoßweises Atmen!

Eine Alternative zu dieser Übung hilft dir, noch gleichmäßiger zu atmen. Hierbei wird eine Atempause zwischen Ein- und Ausatmen gemacht. Die in dieser Zeit entstehende „Luftnot" deines Körpers ist äußerst nützlich, denn dadurch atmest du tiefer und der Austausch von Sauerstoff und CO2 läuft noch effektiver ab.

Zähle die Sekunden, die du für das Einatmen brauchst, mach dann eine Atempause und atme aus. Probiere es z. B. mit fünf Sekunden einatmen, zwei Sekunden Atempause, fünf Sekunden ausatmen, zwei Sekunden Atempause und wieder von vorne. Probiere, was sich für dich richtig anfühlt.

Du wirst schnell den überaus entspannenden Effekt dieser Atemübung bemerken. Sie ist so hilfreich, dass sogar die US-Elitemilitäreinheit der Navy Seals sie zur Beruhigung nutzt.

SPANNUNG UND ENTSPANNUNG: DER TANZ DEINER MUSKELN

Stress im Alltag lässt sich leider nicht einfach abschalten. Selbst wenn wir die allerbesten Vorsätze haben und beim Ausstempeln in der Firma die ganze Hektik, Aufregung und vielleicht auch Frust hinter uns lassen wollen, gelingt das jedoch nur in den seltensten Fällen. Mir erging es in meinem Büro-Job als Ingenieur jahrelang nicht anders. Irgendwie schleppt man dann doch ungelöste Job-Probleme weiter unbewusst mit sich herum, ein unangenehmes Gespräch unter Kollegen verfolgt uns, obwohl wir uns davon eigentlich gar nicht die Laune vermiesen lassen wollen. Trotzdem ertappen wir uns wieder und wieder dabei, in Gedankenspiralen und Ängsten festzuhängen. Das ist eine typische Folge von Stress.

Eine weitere Folge von Stress sind körperliche Verspannungen. Wer kennt ihn nicht, den verspannten Nacken und infolgedessen unangenehme Spannungskopfschmerzen? Diese Zustände können so weit gehen, dass man nach einer vermeintlich erholsamen Nacht morgens mit einem Körper aufwacht, der sich anfühlt, als hätte man überall Muskelkater. Einfach weil wir die komplette Nacht als Folge der erlebten stressigen Situationen durchgehend in „Fluchtbereitschaft“ waren.

Eine hocheffektive und zugleich sehr simple Methode, um Anspannung loszuwerden und sich zu entspannen, ist die Progressive Muskelentspannung nach Jacobson. Oft auch einfach als PMR (Progressive Muskelrelaxation) bezeichnet. Auch PMR ist neben dem Entspannungsfaktor eine gute Möglichkeit, um wieder mehr in den Kontakt mit dem eigenen Körper zu kommen.

Der Grundsatz ist hier: Man schickt seine Aufmerksamkeit gezielt nacheinander in alle Körperteile. Erst spannt man sie stark an, dann wird die Anspannung wieder gelöst, sodass sich das Gefühl der Entspannung deutlich einstellt. So bekommst du wieder ein Gefühl dafür, wie sich die unterschiedlichen Zustände anfühlen. Du kannst also Verspannungen schneller und besser identifizieren und die einzelnen Körperteile gezielt ansteuern und bei Bedarf entspannen.

Nimm dir anfangs ein wenig Zeit, wenn du PMR machst. Du startest hier bei den Händen, die du stark ballst. Halte die Spannung eine Weile und lass sie dann bewusst los. Spüre nach. Wie fühlt sich der Unterschied an? Arbeite dich weiter durch deinen ganzen Körper, bis er zuletzt komplett entspannt ist.

Falls du feststellst, dass du anfangs Schwierigkeiten hast, dich auf die einzelnen Körperteile und die Empfindungen zu fokussieren, lass dich bitte dennoch nicht entmutigen! Es ist noch kein Meister vom Himmel gefallen, es braucht einfach seine Zeit, um die Dinge um uns herum abzuschalten, ebenso wie die Gedanken in unserem Kopf. Doch nach und nach wirst du dich besser darauf einlassen können, da bin ich mir sicher. Hier ist das Entscheidende, einfach dranzubleiben.

Wer schon ein wenig Erfahrungen mit der PMR gesammelt hat, der kann zum Kurzprogramm übergehen. Dieses dauert nur etwa 10-15 Minuten. Hier beginnst du wieder mit den Händen und Armen, ehe du deine Aufmerksamkeit auf die Füße richtest. Von hier aus arbeitest du dich hoch in Richtung Kopf. Die Gesichtsmuskulatur wird als Letztes „bearbeitet“ und entspannt.

Im Anschluss an eine PMR-Einheit bist du komplett entspannt und relaxt, aber bist zugleich komplett klar und ruhig im Kopf. Du entwickelst hierdurch einen wirklich exzellenten Sensor dafür, wo sich gerade Verspannungen in deinem Körper befinden, und kannst sie leicht und schnell selbst lösen. Hierdurch verbessern sich auch meist das gesamte Körpergefühl und die Einstellung zum Körper generell.

Gerade für mich als analytisch „tickenden“ Menschen, der gerne Strukturen hat und logisch vorgeht, war PMR eine ausgesprochen gute Option. Ganz besonders, da ich im An- bzw. Verspannen immer schon gut war, wie mir schon mehrere Physiotherapeuten im Scherz gesagt haben. Durch diese körperorientierte Entspannungsmethode hatte ich endlich einen Schlüssel gefunden, um die Verspannung wieder loslassen zu können bei Bedarf.

Solltest du jedoch feststellen, dass PMR leider nicht wirklich zu dir passt, weil es dir zu „mechanisch" erscheint, dann probiere einfach die anderen Achtsamkeitstechniken aus. Bestimmt ist eine dabei, mit denen du glücklicher werden kannst. Hier gibt es kein Muss, wichtig ist vielmehr, dass sich die genutzte Technik gut für dich anfühlt.

ESSEN & GEHEN: ALLTÄGLICHES NEU ERLEBT

Achtsames Essen

Ich kann mich noch gut an meine Mittagspausen früher erinnern. Wenn ich sie nicht sowieso komplett habe ausfallen lassen, weil ich so im Stress war und noch so viel zu erledigen hatten, dann gab es meist nur irgendwas Schnelles. Obwohl ich damals wirklich Glück hatte, als ich noch hauptberuflich als Ingenieur in einem Familienbetrieb arbeitete. Mein Chef, mit dem mich inzwischen eine gute Freundschaft verbindet, hätte nie von mir verlangt, meine Pausenzeiten durchzuarbeiten. Aber für mich selbst war es sehr schwierig abzuschalten, wenn ich genau wusste, dass sich die Arbeit auf meinem Schreibtisch türmte. Also habe ich dann, wenn doch mal der Magen vernehmlich knurrte, ein abgepacktes Sandwich von der Tankstelle heruntergeschlungen oder einen Schokoriegel. Wenn es gut lief, dann gab es was vom Imbisswagen um die Ecke. Aber das war in der heißen Phase wirklich ein Luxus.

Ich frage mich manchmal, ob genau aus diesem Grund Kochen aktuell so unglaublich „trendet". Kaum ein Fernsehsender kommt gefühlt mehr ohne Koch- oder Backshow aus. Hier produzieren sogar Laien kulinarische Spitzenleistungen, von denen dann die Sterneköche in der Jury gerade mal einen Happs nehmen. Nach dem hektischen Kauen und Herunterschlingen verkünden sie in blumigen Worten über die angebliche Aromenvielfalt ihre Noten. Auch hier ist Essen letztlich Mittel zum Zweck – entweder schnelle Sättigung oder fette Punkte. Dabei hat Essen ein deutlich größeres Potenzial, wie ich inzwischen weiß.

Kannst du dich vielleicht noch an diese kostbaren Momente erinnern, wo deine Geschmacksknospen sogar bei vermeintlich banalen Lebensmitteln nahezu explodiert sind? Wenn du früher im Winter nach dem Schlittschuhlaufen eine Tasse heißen Kakao und Toast dazu bekommen hast etwa und dieser Toast war das Leckerste auf der ganzen Welt. Oder, um ein erwachseneres Beispiel zu nehmen: Wenn du eine Weile auf Zucker verzichtet hast und dann Zwiebeln isst. Der unglaublich süße, leicht karamellige Geschmack wird dich umhauen. So etwas hast du nie zuvor und auch nie hinterher derart intensiv geschmeckt. Und dieses einzigartige Erlebnis kannst du auch andersherum wiederbeleben. Das Zauberwort ist: achtsames Essen.

Bei dieser Form der achtsamkeitsbasierten Meditation fokussierst du deine Wahrnehmung auf alle körperlichen und emotionalen Phänomene, die du im Zusammenhang mit einem Nahrungsmittel erlebst. Ohne zu werten! Erlebe dieses Nahrungsmittel einfach so, als kämst du von einem fernen Planeten und wärst ein Forscher, der alles auf der Erde erst kennenlernen muss. Sauge jedes kleine Detail in dich auf und entdecke Essen komplett neu.

Das typische Beispiel hierfür ist das achtsame Essen einer Rosine. Wenn du, wie ich, kein Fan von Rosinen bist, dann kannst du sie auch problemlos gegen ein Stück Schokolade austauschen. Das klappt genauso wunderbar. Aber bitte dran denken: Ein einzelnes Stückchen reicht bereits aus für diese Achtsamkeitsmeditation, du brauchst keinen ganzen Riegel dafür. Die Menge ist nämlich gar nicht entscheidend.

Auch der Ablauf der Übung ist simpel: Nimm das Stück Schokolade und lege es vor dich auf den Tisch. Schau es dir an, so als würdest du es zum allerersten Mal in deinem Leben sehen. Wie sieht es aus? Wie ist die Oberfläche beschaffen, wie die Bruchkanten? Gibt es glatte oder raue Stellen? Welche Farbe hat das Stück? Wie riecht es? Ist da womöglich ein Hauch von Kakao in der Luft?

Jetzt nimmst du das Stückchen Schokolade in deine Finger. Wie fühlt es sich an? Bemerkst du Besonderheiten an der Oberfläche? Wie ist die

Konsistenz? Ist das Stück eher warm oder vielleicht kalt? Beginnt die Schokolade vielleicht durch die Wärme deiner Haut ein wenig zu schmelzen? Wie ist die Empfindung der flüssiger werdenden Schokolade?

Im nächsten Schritt nimmst du das Stück Schokolade in den Mund und lässt es dort aber auf der Zunge liegen. Spüre wieder nach, wie sich das für dich anfühlt. Verändert sich etwas in deinem Mund? Kommen Erinnerungen bei dem Geschmack in dir auf? Wenn ja: Welche sind es? Usw.

Ich denke, dass du schon beim Lesen dieses Beispiels gemerkt hast, wie sehr dich diese Übung entschleunigt hat. Du hast vielleicht eine kurze Zeit lang alles um dich herum ausgeblendet, weil du so im Moment versunken warst. Genau das ist aber für deine Seele so etwas wie ein Kurzurlaub vom Alltag, den du ihr öfter gönnen solltest.

Die gute Nachricht: Es gibt unzählig viele Möglichkeiten für achtsames Essen. Probiere so viele aus, wie du willst, und genieße einfach nur mit allen Sinnen. Viel Spaß!

Achtsames Gehen

Übrigens kannst du die eben beschriebene Achtsamkeitsmeditation auch abwandeln, wenn dir eher danach ist. Eine weitere gute Option habe ich vor allem dann genutzt, wenn ich zu Fuß unterwegs war und ein wenig Zeit hatte, um abzuschalten. 10 bis 15 Minuten reichen bereits. Es handelt sich um die sogenannte Gehmeditation oder auch achtsames Gehen.

Wenn du die Gehmeditation einmal ausprobieren möchtest, dann achte darauf, dass du nicht gerade unter Stress stehst. Ungünstig ist es, die Übung nutzen zu wollen, um dich auf dem Weg zu einem Vorstellungsgespräch oder einer wichtigen Präsentation zu entschleunigen. Oder wenn du gerade auf dem Weg zum Bahnhof bist und knapp dran bist. Unter diesen Umständen wird es dir nämlich unglaublich schwerfallen, deine Gedanken zu bündeln und dich nicht ablenken zu lassen.

Wie funktioniert nun also das achtsame Gehen genau? Ich denke, nach den vorherigen Ausführungen zum achtsamen Essen hast du bereits eine Idee, wie so etwas ablaufen könnte. Es geht darum, dass du dir einmal alle Eindrücke vergegenwärtigst, die beim Gehen auf dich einströmen. Was hörst du? Was siehst du? Was kannst du riechen? Wie ist es, wenn du den Kopf hebst und nach oben in den Himmel schaust? Nimm aber nicht nur deine Außenwelt wahr, sondern achte ebenfalls darauf, welche Empfindungen du über deinen Körper registrieren kannst. Wie fühlt sich das Laufen an? Wie ist es, wenn dein Fuß aufsetzt, – wenn er abrollt, – wenn er sich vom Boden abdrückt? Spürst du irgendwo Wärme oder Kälte? Nimm nur wahr, bewerte diese Eindrücke aber nicht. Variiere diese Übung ruhig. Ändere die Wegstrecke oder bewege dich schneller oder langsamer. Probiere, wie es ist, die Übung beim Joggen auszuführen. Alternativ kannst du dich auch nur auf einen einzelnen Sinn konzentrieren, eine Weile rückwärts gehen oder seitlich, in großen oder in kleinen Schritten. Lass deiner Fantasie ruhig freien Lauf! Welche Unterschiede nimmst du wahr?

Eine Variante, die mir persönlich besonders gut gefällt, ist das Barfußlaufen. Innerhalb von kürzester Zeit bin ich wieder direkt mit meinem inneren Kind verbunden und fühle mich zugleich wunderbar geerdet. Hast du Lust, es auch einmal zu probieren? Sei einfach ganz spontan und vergiss kurz, dass du schon erwachsen bist und „man" so etwas dann nicht mehr tut. Zieh deine Schuhe aus, dann die Socken – und dann geh ein Stückchen auf bloßen Füßen.

Auch beim Barfußlaufen lässt es sich hervorragend variieren. Probiere es mal in deiner Wohnung aus und erlebe, wie es sich auf dem Teppich oder dem Laminat anfühlt. Oder teste, wie es ist, barfuß auf dem Rasen, im Garten oder im Park zu laufen oder aber auf einem befestigten Weg – bei Sonnenschein oder nach einem Regen oder nachts. Öffne dem Entdecker in dir einfach mal Tür und Tor. Wie fühlt sich der Boden unter deinen Sohlen an? Welche Beschaffenheit hat er? Fühlst du Wärme oder Kälte? Oder ist da noch etwas anderes? Beobachte ganz akribisch. Für uns ist Laufen so selbstverständlich wie Atmen geworden – und nichts davon führen wir bewusst aus. Alles wird beiläufig und unbewusst ausgeführt und erst wieder wahrgenommen, wenn es nicht mehr so funktioniert wie üblich. Vor allem, wenn man bedenkt, was unsere Füße täglich zu bewältigen haben und auch unsere Knie.

Ich bin mir sicher, dass du so deinen Stress und das ständige Gedankenkarussell in deinem Kopf für ein paar Minuten ausblenden kannst und wieder zum Atem holen kommst. Genieße das Ausprobieren!

PRAXIS: DEIN PERSÖNLICHER ACHTSAMKEITSFAVORIT

Du hast jetzt mehrere Achtsamkeitstechniken kennengelernt. Nun ist es an der Zeit, dass du dir die Zeit nimmst und sie testest. Gib jeder eine Chance und probiere sie mehrfach aus. Frage dich dabei, wie sich das für dich jeweils anfühlt. Bei welcher Übung hat es sich am besten und am stimmigsten für dich angefühlt?

Bei der Auswahl der richtigen Achtsamkeitstechnik (oder auch -techniken) für dich, geht es nämlich nicht darum, etwas auszuwählen, von dem andere vielleicht behaupten, es wäre das Beste. Vielmehr geht es darum, das zu entdecken, was sich für dich höchstpersönlich richtig anfühlt. Hier bist du das Maß der Dinge – und das ganz ohne schlechtes Gewissen. Höre einfach in dich hinein und finde heraus, womit du dich selbst am wohlsten und am authentischsten fühlst.

Nimm dir alle Zeit, die du brauchst. Das ist genau richtig. Und lass dich nicht verunsichern oder demotivieren, wenn es nicht auf Anhieb so klappt oder wirkt, wie du es dir ausgemalt hast. Auch sich zu schämen, ist nicht nötig. Gehe achtsam mit deinem Körper und deinen Bedürfnissen um und übe. So erklimmst du täglich eine weitere Stufe zu mehr Achtsamkeit.

3
ACHTSAMKEIT – DEIN TREUER ALLTAGSBEGLEITER

„Achtsamkeit ist nicht schwierig, wir müssen uns nur daran erinnern, achtsam zu sein.“

— SHARON SALZBERG

Kennst du schon den Reha-Effekt? Ich bin mir ziemlich sicher, dass du auch schon damit konfrontiert worden bist. Allerdings kann es sein, dass nur ich diese Sache so nenne. Immerhin ist mir dieses Phänomen im Zusammenhang mit meiner Reha nach dem fatalen Autounfall zum ersten Mal wirklich bewusst geworden. Viele andere Leute erleben so etwas Ähnliches gerne rund um den Jahreswechsel.

Vermutlich hast du schon eine Idee, worauf ich hinaus will: die guten Vorsätze.

Nach meinem Anfangstief damals in der Reha kam schließlich der Moment, wo ich wieder bereit war, mich ins Leben zurückzukämpfen. Es hatte ein bisschen was davon, als wäre ich nach einem unendlich langen Schlaf aus dem Bett aufgestanden und hätte die Vorhänge aufgezogen. Plötzlich schien da wieder helles Licht in den Sumpf meiner Selbstvorwürfe, Schuldgefühle und Depressionen. Von da an ging es bergauf, denn ich nahm mich und meinen Körper mit seinen Schwächen und veränderten Bedürfnissen so an, wie er zu dem Zeitpunkt war. Anstatt ihn weiter zu hassen und zu verachten, weil er mir so schwach und fehlerhaft erschien, gab es einen Neustart in meinem Kopf. Ich betrachtete meinen Körper mit anderen Augen und begann langsam, auf seine Bedürfnisse zu achten. Eine Entscheidung, die letztlich der Schlüssel zu meiner Gesundung sein sollte.

Das wiederum ging Hand in Hand mit der „Neuausrichtung" meines Denkens, wenn man es so nennen will. All die Jahre zuvor war mein Körper stets nur Mittel zum Zweck gewesen. Er musste funktionieren und Höchstleistungen bringen, er war ein reines Werkzeug für mich. Wie sehr ich durch diese Einstellung letztlich Raubbau getrieben hatte, wusste ich gar nicht. Obwohl ich als Ingenieur es eigentlich hätte besser wissen müssen, immerhin müssen auch Maschinen regelmäßig gewartet und gepflegt werden, wenn sie lange Zeit funktionieren sollen. Heutzutage würde ich sagen, dass ich meinen Körper eher wie eine Sache behandelte, die nicht viel wert ist und die man leicht nachkaufen kann, wenn sie nichts mehr taugt.

Im Rahmen der Reha stand natürlich die Physiotherapie im Fokus. Ich habe zahllose Einheiten an Krankengymnastik absolviert und dabei viele intensive Gespräche mit meiner damaligen Behandlerin, die inzwischen meine Lebensgefährtin ist, geführt. Bedingt durch ihren Beruf hatte sie schon lange Zeit eine andere Sicht auf die Dinge, die uns und unserer Seele guttun. Ihr war insofern auch bewusst, wie eng körperliche und seelische Vorgänge verzahnt sind. Um nach einem schweren Schicksalsschlag gesund zu werden, muss ich mich selbst und meinen Körper endlich annehmen. Und zum Annehmen gehört eben auch das Wissen, dass Dinge so gut sind, wie sie sind.

Der Moment, wo ich das für mich auch endlich begriffen habe, war bei meiner ersten Hydromassage-Behandlung. Ich bin normalerweise nicht so der Typ, der sich gerne massieren lässt. Mir fällt es sehr schwer, mich fallenzulassen und die Muskeln zu entspannen, wenn mich unbekannte Menschen berühren. Daher war die Hydromassage für mich unglaublich überraschend. Denn die Behandlung auf der wasserbettartigen Liege mit den integrierten Massagedüsen half mir, ganz ins Hier und Jetzt zu kommen. Es hatte für mich beinahe etwas Meditatives. Ich ging ganz darin auf, die Empfindungen der Körperregionen zu registrieren, die jeweils behandelt wurden. Ich nahm sie einfach wahr und stellte zugleich fest, wie sich die Muskulatur und in der Folge auch mein Befinden nachhaltig veränderten. Ich wurde zusehends ruhiger, entspannter, gelassener. An dem Tag schlief ich zum allerersten Mal wieder wie ein Baby. Offensichtlich hatte sich etwas in meinem Denken verändert.

In dem Moment habe ich gezielt nach Übungen und Dingen gesucht, um dieses neue Bewusstsein weiter auszubauen. Sport, Meditation, Massagen, Autogenes Training, Traumreisen … Jedes Mal fand ich ein Quäntchen mehr an Achtsamkeit. Und ich nahm mir fest vor, mit all diesen Dingen auch nach meiner Entlassung aus der Reha direkt weiterzumachen. Immerhin taten sie mir doch so unendlich gut. Und in dem Moment war ich auch davon überzeugt, dass ich die Achtsamkeitsübungen wunderbar in meinen Alltag würde integrieren können. Tja, und dann kam der Alltag und ich hatte echte Probleme. Mich erinnerte die Situation wirklich schmerzlich an die guten Vorsätze, die man zu Silvester oftmals fasst. In der Nacht ist man noch hoch motiviert, aber am nächsten Tag stellt sich heraus, dass alles doch gar nicht so einfach ist.

Nach meiner Entlassung trat tatsächlich auch bei mir der schon erwähnte Reha-Effekt ein, – ich hatte zunächst irrsinnige Probleme, Achtsamkeit in meinen Alltag zu integrieren. Immerhin hatte mich mein normales Leben mit meinen Kindern, dem Haus, meinem Job und Ähnliches mehr wieder fest im Griff. Wie sollte ich in dieser Tretmühle noch Zeit für Achtsamkeit haben? Aber dann habe ich schließlich etwas Wichtiges begriffen.

In Wahrheit ist ganz genau das Gegenteil der Fall. Die Lösung war: Anstatt weiter und immer schneller in meinem persönlichen Hamsterrad zu laufen, musste ich meinen Fokus bewusst anders setzen. Ich habe gezielt nach Möglichkeiten gesucht, Achtsamkeit wie selbstverständlich in meinen normalen Alltag und in meinen Arbeitstag zu integrieren. Mit ein wenig Kreativität gibt es nämlich 101 Möglichkeiten dafür. Nachdem ich den Mut aufgebracht und meinen Blickwinkel verändert hatte, wurde Achtsamkeit nicht nur ein wichtiger Bestandteil meines täglichen Lebens, sondern ich bemerkte zudem einen unvermuteten Nebeneffekt. Obwohl ich mich weniger bemühte (nach meinen bisherigen Maßstäben), alles unter einen Hut zu bekommen, schaffte ich plötzlich viel mehr in meinem Leben! So half mir beispielsweise mein persönliches Glückstagebuch, das ich direkt anlegte, als ich aus der Klinik kam, mich gegen aufkommende Trauer und Gefühle der Einsamkeit zu behaupten. Immer wenn ich den Kloß im Hals bemerkte, blätterte ich ein wenig in dem Büchlein. Die schönen Kleinigkeiten waren es, die mir dann immer gezeigt haben, wie großartig das Leben doch sein kann und wie wertvoll. Wenn es in meinem Job heiß herging, habe ich immer wieder kleine mentale Verschnaufpausen eingelegt, etwa indem ich einfach fünf Minuten um das Firmengebäude spazierte und dabei bewusst auf die Luft um mich geachtet habe, auf das Gefühl, wenn sie durch meine Nase, den Hals bis in die Spitzen der Lungen floss und wieder hinausströmte. Sogar eine Tasse Tee konnte ich zu einem Augenblick der tiefsten Entspannung machen. Der Gedanke, dass meine Kinder nun nur noch mich hatten, war es gewesen, der mir vor Augen führte, wie wichtig es war, dass es mir gut ging. Nur so konnte ich langfristig für sie da sein – und sie brauchten mich jetzt mehr denn je.

Ich war wie vor den Kopf geschlagen, als ich das feststellte. Wie konnte so eine eigentlich absurde Entwicklung zustande kommen? Es geht, weil durch einen achtsamen Umgang mit dir selbst und deinem Leben das Gehirn intensiver arbeitet, die Dichte der grauen Zellen zunimmt und man unter dem Strich dadurch wesentlich konzentrierter an Aufgaben herangeht. Das wiederum bedingt, dass du schnellere und bessere Lösungen findest oder einfach schneller die jeweils anstehenden Arbeiten bewältigst. Wie heißt es doch so schön? In der Ruhe liegt die Kraft.

Deshalb solltest du nicht zögern, sondern versuchen, möglichst schnell praktikable Achtsamkeitsroutinen in deinen Alltag zu integrieren. Mit den folgenden Tools gelingt es dir sicherlich, künftig deutlich achtsamer zu leben.

ARBEIT: MEHR ALS NUR ROUTINE

Wir alle verbringen viel von unserer kostbaren Lebenszeit an unserer jeweiligen Arbeitsstelle. Bist du Vollzeit tätig, dann handelt es sich um die stolze Summe von rund 1.588 Stunden im Jahr (in 2022). Wer teilzeitbeschäftigt sein Geld verdient, der verbringt im Durchschnitt immer noch rund 756 Stunden in seinem Job. Kurzum: Ein Großteil unseres Lebens dreht sich um unseren Job. Wenn du Achtsamkeit in dein Leben integrieren willst, um von den Vorteilen zu profitieren, macht es insofern Sinn, auch hier immer wieder Achtsamkeitstechniken zu trainieren.

Wenn du jetzt entsetzt und abwehrend deinen Kopf schüttelst, weil dein Chef so etwas niemals erlauben oder deine Kollegen dir Vorwürfe machen würden, dann kann ich dich beruhigen. Es gibt immer kleine Momente in deinem Job, die du für eine Achtsamkeitsauszeit nutzen kannst. Es kommt lediglich darauf an, sie zu sehen. Und keine Sorge, die wertvolle Mini-Pause holst du problemlos wieder rein!

Eine gute Möglichkeit ist beispielsweise diese: Hast du gerade ein wenig Leerlauf im Job, dann nimm dir einfach eine kleine, dreiminütige Auszeit. Länger muss es tatsächlich gar nicht sein. Lehn dich innerlich und ruhig auch in echt körperlich zurück und schalte in den „weiten Blick“ um. Wirf jetzt einen bewussten Blick auf die Dinge in deiner Umgebung, nimm alle Einzelheiten genau in dich auf. Du kannst die Gegenstände auch berühren oder betasten. Konzentriere dich ganz darauf, welche Eindrücke dir deine Sinne vermitteln. Habe einen achtsamen Blick auf deinen Schreibtisch, den Raum, den gesamten Arbeitsplatz usw. Nimm so viele Details wie möglich auf und schenke nur diesen Eindrücken in den Minuten deine vollkommene Aufmerksamkeit.

So rücken dein Job und die verantwortungsvollen Tätigkeiten, für die du zuständig bist, für eine Weile komplett in den Hintergrund und dein Geist sowie dein Körper können abschalten und sich vollständig entspannen. Es ist wie ein Mini-Urlaub auf den Malediven jedes Mal, durch den du deine Akkus jederzeit wieder aufladen kannst.

Eine weitere gute und effektive Möglichkeit für mehr Achtsamkeit im Beruf ist es, einmal eine kurze Pause einzulegen und über das eigene Handeln gerade jetzt in diesem Moment nachzudenken. Du könntest kurz deinen Arbeitsplatz verlassen und vor die Tür gehen, um frische Luft zu schnappen. Oder du öffnest dein Bürofenster einmal ganz weit und atmest ein paar Mal tief ein und aus. Das kann tatsächlich bereits der entscheidende Wendepunkt sein, um sich etwas mentale Ruhe zu gönnen. Wir alle neigen ja bei Stress gerne dazu, einfach nur noch unser persönliches „Hamsterrad" am Laufen zu halten. Wir schauen nicht mehr links oder rechts, sondern ackern und ackern, um nur ja das Pensum zu bewältigen oder eine wichtige Aufgabe bis zum vorgegebenen Termin fertigzustellen. Dieser enorme Leistungswille hat allerdings seine Tücken. Ich persönlich habe schon häufiger beobachtet, dass dieser Tunnelblick sogar zu einem Problem werden kann. Beispielsweise schleichen sich dann häufiger Fehler ein, die Gründlichkeit leidet darunter, da wir die hohe Konzentration nicht über einen längeren Zeitraum halten können. Ein weiteres Problem ist es, dass wir in diesem vermeintlichen „Flow" die Bedürfnisse unseres Körpers gar nicht mehr wahrnehmen und einfach darüber weggehen. Typischerweise fühlt man sich im Anschluss total ausgelaugt und leer im Kopf. Oft geht das Hand in Hand mit Kopfschmerzen oder Verspannungen.

Nimm dir daher ab sofort immer mal wieder die Zeit, um dir bewusst zu werden, was du gerade tust. Halte in deiner Tätigkeit inne und realisiere die Situation. Mache dir klar, was du selber gerade tust. Und nehme ebenfalls wahr, was um dich herum passiert. Welche Geräusche und Gerüche sind um dich herum?

Erweitere bewusst immer mal wieder auch bei den herausforderndsten Tätigkeiten dein Blickfeld.

Bist du jemand, der sich über unangenehme Erlebnisse im Job sehr aufregt oder ärgert? Frustrieren sie dich vielleicht immer wieder mal und nehmen dir den Mut und den Spaß an der Sache? Dass es nicht stets rund läuft im Beruf, das ist uns allen klar. Ebenso, dass wir nicht mit allen Kollegen, Vorgesetzten oder Kunden gleich gut klarkommen. Gehen wir allerdings zu sehr in unserem Job auf und wird er uns gewissermaßen zu „wichtig", dann können unsere Bewertungen etwas verrutschen. Der Stellenwert von Dingen verschiebt sich in solchen Situationen leicht. Dies gilt ebenfalls, wenn wir unter großem Stress stehen und unser Leben nicht mehr im Gleichgewicht ist. Dann prallen manche Eindrücke komplett ungebremst auf uns ein und verletzen uns über die Maßen.

Um dem vorzubeugen, ist diese Achtsamkeitsübung sehr hilfreich. Gibt es unangenehme Dinge an deinem Arbeitsplatz? Vielleicht stört dich die grelle Beleuchtung oder es herrscht ein unangenehmer Geruch. Oder kommen gelegentlich laute Geräusche vor? Anstatt dich darüber zu ärgern und dich immer mehr in diese Wut hineinzusteigern, atme einmal tief durch und gehe dann gewissermaßen kurz auf deinen „inneren Berg". Anstatt deinen Blick auf etwas zu fokussieren und nur noch eine Sache wirklich wahrzunehmen, während man alles drumherum ausblendet, wechsele bewusst in den „weiten" Blick, bei dem du so viel wie möglich um dich herum siehst, und nimm die Dinge, die dich bislang gestört haben, einfach einmal nur wahr. Geh ihnen nicht aus dem Weg, sondern richte deine Aufmerksamkeit bewusst auf sie. Wie sind sie? Was zeichnet sie aus? Beobachte nur, aber werte nicht!

Mit der Zeit wird es dir hierdurch gelingen, deine Aufmerksamkeit immer bewusster zu steuern – und in der Lage sein, dich auf die wichtigen Dinge zu fokussieren sowie andere auszublenden.

BEZIEHUNGEN: DIE MAGIE DES BEWUSSTEN MITEINANDERS

Liebesbeziehungen haben ihren Höhen – und leider auch Tiefen. Am Anfang, wenn die Schmetterlinge in unserem Bauch flattern, haben wir die rosarote Brille auf und der neue Mensch an unserer Seite ist nahezu perfekt. Wie konnte es überhaupt passieren, dass sich dieser einzigartige und wunderbare Mensch ausgerechnet für mich entschieden hat, denken sich dann viele. Wenn sie in dieser Zeit überhaupt dazu in der Lage sind zu denken.

Doch irgendwann werden die Schmetterlinge träger und wir bemerken allmählich, dass unser Partner oder unsere Partnerin eben doch – zum Glück! – „nur" Menschen sind mit Schrullen und Fehlern. Allerdings ist die Zeit, wo sich der Alltag in einer Beziehung breitmacht, auch die Phase, wo es erst mal anfängt zu kriseln. Vielleicht ist es die berühmte, unserem Verständnis nach nicht richtig ausgedrückte Zahnpastatube, die einen nervt. Vielleicht hat der Partner auch die lästige Angewohnheit, seine Sachen abends vor dem Schlafengehen einfach in die Ecke zu pfeffern und sie nicht sorgfältig gefaltet irgendwohin zu legen. Oder man wird mit seiner Familie oder den besten Freunden nicht warm. Es gibt unzählige Gründe, um sich dann in die Haare zu kriegen. Und während ein Teil der Beziehungen davon nur noch enger zusammengeschweißt wird, scheitern viele Beziehungen letztlich an genau solchen Kleinigkeiten, unausgesprochenen Wünschen und Bedürfnissen sowie verletzten Gefühlen.

Auch hier kann dir mehr Achtsamkeit helfen, eine glückliche und ausgewogene Partnerschaft zu führen, die nicht bei jeder kleinen Unstimmigkeit ins Wanken kommt. Denn der „weite Blick" hilft dir auch in Beziehungen, das Positive zu bewahren.

Du hast sicherlich schon die Redewendung gehört, dass wir andere nicht ändern können, sondern nur uns selber. Tatsächlich ist da viel dran. Genau genommen geht es allerdings darum, die eigene Einstellung zu Sachverhalten auf den Prüfstand zu heben und auf Herz und Nieren – und die Richtigkeit – abzuklopfen. Oder um es mit einem anderen Sprichwort zu sagen: Wir sollten uns zuallererst stets an die eigene Nase fassen. Und das bedeutet: Entwickele vor allem Achtsamkeit für dich selbst.

Gehe innerlich also wieder einmal auf deinen Berg und wirf einen unvoreingenommenen, wohlwollenden Blick auf dich selbst. Was für ein Mensch bist du genau? Was macht dich aus? Was ist an dir liebenswert? Wenn du möchtest, kannst du auch andere Menschen fragen, wie sie dich sehen. Achte aber bitte darauf, dass es sich um vertraute Personen handelt, die dir Gutes wollen. Dann betrachte dich noch einmal und nimm dich so an, wie du bist. Du bist absolut ok, so wie du bist. Eine gesunde Selbstliebe ist auch nichts Verkehrtes, denn sie hilft dir, den Kopf oben zu behalten, auch wenn du mal Gegenwind hast und es in deinem Leben gerade nicht so rund läuft. Gehe ebenfalls wohlwollend mit deinen Fehlern um. Ja, wir alle haben Fehler, Macken, Schrullen. Wir sind nicht perfekt – zum Glück! Wie langweilig wäre das Leben ansonsten, wenn es nur rundum perfekte, stromlinienförmige Menschen gäbe? Liebe dich mit all deinen Fehlern, aber ruh dich bitte nicht darauf aus. Akzeptiere für diesen Moment, dass sie da sind, und nutze sich bietende Gelegenheit, um sie zu mildern.

Nur wer über eine gesunde Selbstliebe verfügt und die eigenen Fehler kennt und sie akzeptiert, der ist auch dazu in der Lage, diese vorurteilslose, wohlwollende Haltung auch dem Partner gegenüber einzunehmen. Dies ist ein ganz entscheidender Schritt.

Nimm dir bitte auch die Zeit, um dir über deine eigenen Erwartungen klar zu werden, die du an eine Partnerschaft generell hast sowie an den Menschen an deiner Seite. Manchmal neigen wir dazu, dem anderen gram zu sein, einfach weil er nicht unserem Idealbild entspricht. Aber er oder sie sind eben auch nur Menschen mit Eigenheiten. Verspürst du das nächste Mal Enttäuschung über deinen Partner oder fühlst sich womöglich verletzt, weil er etwas Bestimmtes getan oder gesagt hat, dann übe Achtsamkeit.

Beobachte wieder deinen Atem oder wende die beruhigende Atmung an, ehe du blindlings reagierst. Spüre nach, welche Empfindungen das Verhalten deines Partners in deinem Körper auslöst. Ballen sich deine Fäuste? Sind deine Schultern verspannt? Krampft sich dein Magen zusammen? Sende deinen Atem dahin und atme die Anspannung weg. Wirf nun einen vorurteilslosen, neutralen Blick auf deine Empfindungen und die Situation an sich. Ist deine Reaktion berechtigt oder hast du womöglich aufgrund unausgesprochener Erwartungen überreagiert? Entscheide dann, ob du alles einfach abhaken kannst oder ob du darüber doch mit deinem Partner ein ruhiges, klärendes Gespräch auf Augenhöhe führen solltest.

„Du hörst mir nicht richtig zu!“ – Ich weiß gar nicht, wie oft ich selber früher diesen Satz in meiner Partnerschaft gehört habe. Viel zu oft auf jeden Fall. Aber ich weiß, dass ich damit nicht alleine bin. Diese

Aussage gehört auch bei anderen Paaren zum Standard, wenn der eine dem anderen sein Herz ausschüttet oder vielleicht Vorwürfe gemacht werden. Das liegt daran, dass Sprache nicht nur Worte sind, die festgelegte Inhalte transportieren, sondern auch noch viele weitere Bedeutungen zusätzlich haben können. Sprich: Wer wirklich verstehen will, was der Partner ihm mitteilt, muss immer auch zwischen den Zeilen lesen.

Ein Beispiel:

„Der Mülleimer ist voll."

Diese vermeintlich simple Aussage kann mehrere Bedeutungen haben und ich bin mir sicher, dass auch dir das schon begegnet ist. Zum einen kann es eine Tatsachenbehauptung sein. Der Mülleimer in der Küche ist randvoll. Der Satz kann aber auch eine implizite Aufforderung an mich sein, dass ich den Müll bitte hinausbringen soll. Vielleicht sagt es auch etwas über unsere Beziehung zueinander aus, je nachdem in welchem Tonfall der Satz ausgesprochen wird. Oder du möchtest damit andeuten, wie es dir gerade geht. Vielleicht bist du in Eile wegen eines Termins und schaffst es nicht, wie sonst selbst den Müll herunterzubringen.

Je nachdem, wie der Partner die Aussage auffasst (auch er hat schließlich gerade Gedanken oder Ideen im Kopf), kommt es gegebenenfalls zu einem riesigen Krach oder eben nicht. Achtsamkeit bedeutet nämlich auch, künftig deinem Partner achtsam zuzuhören, was er oder sie dir WIRKLICH mitteilen will. Atme also ab sofort mehrmals tief ein und aus, um ruhig und fokussiert zu werden, wenn dir dein Partner sein Herz ausschütten will. Und höre dann genau hin. Achte auf die wichtigen Zwischentöne und bewerte die Aussagen nicht vor dem Raster DEINES eigenen Hintergrundes. Bin ich mir unsicher, ob ich wirklich richtig verstehe, was der andere möchte, darf ich ruhig freundlich und ehrlich nachfragen. Etabliert man so eine Gesprächskultur, wird auch der Partner nach und nach dieses Verhalten spiegeln und eine Beziehung wird offener und weniger konfrontativ.

Das ist ebenfalls ein guter Ansatz, wenn du dich doch mal über das Verhalten deines Partners ärgerst und frustriert bist. Kommen in dir etwa Gedanken auf wie: „Das macht er doch mit Absicht, um mir eins auszuwischen!“ Oder „Nie bringt er den Müll runter, immer muss ich alles machen“, dann solltest du in dir wieder in die Rolle des fürsorglichen, wohlwollenden Beobachters oder Forschers gehen. Welche Ursache gibt es für deinen Frust? Ist er berechtigt? Und: Warum erwartest du eigentlich immer das Schlimmste? So gewinnst du nach und nach mehr Abstand zu deiner Verärgerung und wirst künftig immer weniger davon überrannt. So gelingt eine Partnerschaft auf Augenhöhe ohne Vorwürfe und Verurteilungen. Und genau das ist die Basis für eine langandauernde, tragfähige Beziehung.

FREIZEIT: MOMENTE DER RUHE IN DER HEKTIK

Und last but not least kannst du natürlich auch in deiner Freizeit jede Menge tun, um achtsamer zu werden. Tatsächlich gibt es wirklich nahezu unendliche Möglichkeiten, um Achtsamkeit zu leben. Es kommt lediglich darauf an, seine Fantasie etwas spielen zu lassen, dann kommen einem schnell Ideen. Ein guter Weg ist es, gewissermaßen mit den Augen eines Kindes die Welt zu entdecken. Für sie ist ja immer so vieles neu, sodass sie immer wieder Dinge bestaunen. Sie entdecken dieses Unbekannte dann mit allen Sinnen und saugen sämtliche verfügbaren Informationen darüber in sich auf. Wenn du es schaffst, von nun an ebenso aufmerksam durch deine Welt zu gehen, wirst auch du Momente dieser entspannten Achtsamkeit in Bezug auf das Leben entwickeln.

Ich persönlich genieße es besonders, gelegentlich innezuhalten und zu vorurteilsfrei zu beobachten, welche Informationen ich gerade über meine Sinne bekomme. Das funktioniert gleichermaßen auf dem Sofa zu Hause wie auch im Fitnessclub oder in der Oper. Ich klinke mich dazu einfach kurz aus und fokussiere mich auf diesen einen Sinn und das, was ich durch ihn gerade an Input bekomme. So kannst du deine fünf Sinne achtsam nutzen:

Sehen

Schließ kurz deine Augen, atme ein paar Mal ruhig und tief ein und aus. Dann öffne die Augen wieder und schau dir deine Umgebung genau an. So als wärst du zum allerersten Mal hier. Was siehst du? Welche Gefühle lösen die Eindrücke in dir aus? Kommen Erinnerungen hoch? Bist du glücklich oder zufrieden oder motiviert oder …?

Hören

In diesem Fall schließt du für einige Momente deine Augen und achtest ganz genau darauf, was du gerade hörst. Welche Geräusche nimmst du wahr? Wozu können sie gehören? Was passiert um dich herum?

Schmecken

Wir neigen durch Stress und Hektik dazu, unsere Nahrung oft genug nur noch herunterzuschlingen. Hauptsache der Magen ist irgendwie voll und dann stürzen wir uns wieder in die Arbeit. Versuche ab sofort, achtsam zu essen. Betrachte dein Essen, ehe du es in den Mund führst. Welche Details bemerkst du? Wie fühlt sich das Essen in deinem Mundraum und auf der Zunge an? Welche Geschmäcker oder Bestandteile nimmst du wahr? Kaue langsam und achte darauf, ob sich dabei der Geschmack verändert.

Riechen

Die meisten von uns bemerken Gerüche oft genug nur noch dann, wenn sie unangenehm oder sehr intensiv sind. Wir sind so trainiert auf Dinge, die nicht funktionieren, nicht gut riechen und schmecken oder die nicht der Norm entsprechen, dass wir gar nicht mehr wahrnehmen, was gut ist oder gut riecht, gut schmeckt und so weiter. Das fängt ja schon in der Schule an, wo den Kindern in den Gesprächen eher mitgeteilt wird, was diese nicht gut können, und nicht mehr wahrgenommen wird, was sie eigentlich alle total gut können. Das wird dann immer so lapidar abgetan, als wäre das nichts Besonderes. Und so werden wir auf diese

Dinge trainiert, die nicht gut sind, nicht gut riechen usw. Aber dazwischen gibt es zahllose Abstufungen und Facetten, versuche ab sofort, diese feinen Details wahrzunehmen. Am besten nimmst du dir eine kurze Auszeit und schließt die Augen. Konzentriere dich nun auf die Gerüche, die dich umgeben. Welche kannst du herausfiltern? Wie intensiv sind sie? Was lösen die Gerüche in dir aus?

Fühlen

Du kannst ebenfalls deinen Tastsinn nutzen, um mehr Achtsamkeit in deiner Freizeit zu erleben. Auch hier ist es eine gute Idee, die Augen zu schließen, um intensiver zu erleben. Denn wenn wir einen Sinn kurz „abschalten“, arbeiten die anderen dafür gleich intensiver. Erkunde jetzt mit deinen Händen deinen Schreibtisch und die Gegenstände darauf. Wenn du gerade im Urlaub bist und am Strand liegst, kannst du einmal erspüren, wie sich der Sand in deinen Händen anfühlt. Wie ist es, wenn du ihn in der Hand hältst? Welche Empfindungen hast du, wenn du die Sandkörner langsam aus den Fingern rieseln lässt?

Du siehst, du hast deine Grundausstattung für achtsames Erleben stets dabei. Und es gibt wirklich Tausende Möglichkeiten, wie du so bewusster und entspannter werden kannst. Jederzeit, wenn du das möchtest.

Warum nicht einfach mal kurz die Stopptaste drücken? Ich bin ein Mensch, der so erzogen wurde, dass man möglichst nicht untätig herumsitzen darf. Meine Eltern waren noch die Generation, die an solche Sachen wie „Ohne Fleiß kein Preis“ und „Was du heute kannst besorgen, das verschiebe nicht auf morgen“ glaubten. Untätigkeit war direkt etwas Schlimmes für sie. Deshalb hatte meine Mutter beispielsweise immer etwas in den Händen. Selbst abends beim gemütlichen Fernsehschauen konnte sie nicht Fünfe gerade sein lassen, sondern schälte Kartoffeln für den nächsten Tag, stopfte Socken oder nähte Knöpfe an. Mein Vater reparierte im Gegenzug ständig irgendwas.

So aufgewachsen war die Zeit in meiner Reha für mich tatsächlich doppelt die Hölle. Nicht nur wegen der Vorwürfe, die ich mir anfangs permanent machte, sondern auch, weil ich durch meine Verletzungen oft genug zur Untätigkeit verdammt war. In mir sträubte sich alles dagegen, schließlich darf man doch nicht faul im Bett herumliegen. Zumal mich dann auch wieder die quälenden Gedanken und Selbstvorwürfe überfielen.

Als ich zu allem Überfluss als Übung während des Reha-Programms aufgetragen bekam, ich solle bis zum nächsten Termin einfach mal eine Zeit Nichtstun probieren, hätte ich nicht entsetzter sein können. Keine Übung? Kein Trick? Einfach nur Nichtstun? Ja, genau! Und ich bin mir vollkommen bewusst, wie schwierig genau sowas für viele Menschen heutzutage ist. Der Effekt, nachdem ich mich schließlich darauf eingelassen habe, war allerdings überraschend. Denn Nichtstun ist ebenfalls ein wunderbares Mittel für mehr Achtsamkeit.

Du musst dazu nur ein paar Minuten ungestörte Zeit für dich haben. Suche dir einen bequemen Platz – zu Hause, auf einer Waldwiese, in deinem Garten auf einer Decke oder wo auch immer – und achte darauf, dass alle potenziellen Störquellen ausgeschaltet sind. Dann tust du einfach mal gar nichts und gibst dich dem Müßiggang hin.

PRAXIS: ROUTINEN, DIE DICH LEBENDIG HALTEN

In unserem Alltag neigen wir alle leider dazu, nur noch zu agieren. Selbst wenn wir morgens die allerbesten Vorsätze haben, nachher im Job immer mal wieder ein paar Momente Achtsamkeit zu üben, passiert es oft genug, dass wir das schlicht und ergreifend vergessen. Haben wir uns verspätet und müssen zur Bahn rennen, um sie noch zu kriegen, wird es natürlich wieder nichts mit dem achtsamen Gehen. Und gerade wenn du endlich mal nichts tun willst, klingelt deine Familie mit Kuchen an der Tür.

Tatsächlich kann es eine Herausforderung sein, sich die nötigen Freiräume für Achtsamkeitsübungen in seinem Leben zu schaffen. Zumal regelmäßiges Üben wichtig ist, um von den positiven Effekten der Achtsamkeit wirklich in absehbarer Zeit profitieren zu können. Eine wirklich probate Möglichkeit ist hier die Einführung von neuen Routinen in deinem Leben. Keine Sorge, es geht nicht darum, dass du von nun an mit dem ersten Hahnenschrei aufstehen musst, um all das unter einen Hut zu bekommen! Für diese Achtsamkeitsroutinen reichen bereits wenige Minuten.

Vielleicht ist es dir auch bereits aufgefallen: So wie wir morgens aufwachen, so starten wir auch in den Tag. Stehst du mit dem Gedanken auf: „Ich habe heute so gar keine Lust und würde am liebsten liegenbleiben", so zieht sich diese Grundstimmung in der Regel durch den kompletten Tag. Wie wäre es, eine Morgenroutine einzuführen, die sich bestmöglich auf deinen Tag vorbereitet?

Es ist ganz leicht: Stehe nach dem Weckerklingeln ab sofort nicht mehr direkt auf, sondern nimm dir ein paar Momente für dich. Atme tief und gleichmäßig und registriere die Eindrücke um dich herum. Hörst du vielleicht draußen die Vögel zwitschern oder einen Hund bellen? Ist es bereits hell oder noch nicht? Fühlt es sich im Raum warm oder kalt an?

Für ein zusätzliches Plus an positiver Energie sollten zu deiner neuen Morgenroutine Dinge und Gedanken gehören, die dir helfen, zuversichtlich, dankbar und glücklich aufzustehen. Denn diese Energie nimmst du in deinen Tag mit.

Überlege dir, wofür du in deinem Leben dankbar bist, und freue dich über die guten Dinge, die du schon erlebt hast. Richte deinen Fokus dann darauf, worauf du an diesem Tag freust – oder in deinem weiteren Leben.

Tue deinem Körper etwas Gutes. Starte etwa mit Yoga oder Stretching in deinen Tag und verwöhne deinen Körper mit einem gesunden, leckeren Frühstück, wenn dir danach ist. Du entscheidest, welche Morgenroutine dir guttut.

Alternativ oder idealerweise zusätzlich führst du ebenfalls eine Abendroutine vor dem Einschlafen ein. Auch diese darf so lang sein, wie es sich richtig für dich anfühlt – wenige Minuten oder eine Stunde. Sei achtsam, was dir guttut. Vielleicht ist es ja das Führen eines Dankbarkeitstagebuches, in dem du kurze Stichworte notierst, sodass du später immer wieder darin blättern kannst.

Nimm dir Zeit, um mit deinem Tag abzuschließen und ihn ganz loszulassen. Sei aber bitte positiv und mach dir keine Gedanken über Dinge, die dich geärgert haben, oder über den kommenden Tag. Es geht vielmehr darum, dass du mit positiver Energie einschläfst, sodass du eine bessere Nachtruhe hast und erfrischt aufwachst morgen. Gut ist es, wenn du dir wieder vor Augen führst, wofür du an diesem Tag dankbar warst und was dir ein Lächeln auf die Lippen gezaubert hat. Und: Auch vermeintlich ganz kleine Dinge sind erlaubt! Hauptsache, du schläfst entspannt und mit einem Lächeln auf den Lippen ein.

Deine Übungsaufgabe

Überlege dir für deinen Alltag eine Morgenroutine (und/oder eine Abendroutine), die für dich passt und die dich entspannt. Was genau sollte sie alles beinhalten?

4
WERTE – DEIN LEITSTERN DER ACHTSAMKEIT

„Die einzige Art zu leben, besteht darin, jede Minute als unwiederholbares Wunder zu akzeptieren."

— TARA BRACH

Ich wette, dir ist dieses Sprichwort auch schon einmal begegnet: Wenn zwei dasselbe tun, ist es noch lange nicht das Gleiche. Meist bekommt man das als Kind zu hören, glaube ich. Wenn die Eltern einem erklären wollen, wieso man etwas genau nicht darf, aber ein anderer schon. Inzwischen weiß ich, da steckt noch sehr viel mehr drin.

Tatsächlich gibt es keine zwei Menschen, bei denen die Dinge zu 100 Prozent identisch laufen bzw. die identischen Ergebnisse herauskommen. Es ist nicht wie in der Mathematik, wo, – wenn wir uns im üblichen Dezimalsystem bewegen, – eins und eins in 100 Prozent der Fälle zwei ergibt. Nicht mehr, nicht weniger. Ohne Schnörkel oder Abstriche. Bei uns Menschen gibt es jedoch nicht nur schwarz und weiß, sondern unzählige Zwischentöne und Graustufen. Warum? Weil jeder von uns ein kleines Bisschen anders tickt, andere Erfahrungen gemacht hat und andere Werte hat. Und genau das hat auch eine entscheidende Relevanz, wenn es um Achtsamkeit geht.

Bei der Achtsamkeit geht es darum, unsere Aufmerksamkeit gezielt auf das Hier und Jetzt zu zentrieren. Wir beobachten bewusst die Dinge um uns herum oder in uns. Dabei gibt es gewisse Voraussetzungen für die Art und Weise des Beobachtens.

- Es sollte wohlwollend sein,
- nicht wertend,
- nicht einteilend,
- unvoreingenommen,
- respektvoll sowie
- anteilnehmend, aber getrennt vom Objekt.

Und noch ein weiterer entscheidender Faktor spielt hier herein, damit unser Gehirn fähig ist, achtsam und mit einer gewissen kindlichen Naivität die zu beobachten. Es muss zu unseren persönlichen Werten passen.

Diese persönlichen Werte sind gewissermaßen die Folie, aufgrund derer wir die Welt um uns herum wahrnehmen. Du kennst es sicher: Man kann einen noch so tollen Job haben, aber wenn er nicht zu deinen Werten passt, dann wirst du über kurz oder lang unglücklich werden. Dabei variieren die Werte von Mensch zu Mensch. Für den einen ist viel Geld wichtig, der andere wünscht sich Respekt. Wieder ein anderer möchte gebraucht werden oder Menschen helfen usw. Je nachdem wie unsere Werte sind, beurteilen wir den Job. Deshalb ist er für die einen ein echter Glücksgriff und ein anderer ist damit todunglücklich. Obwohl die Fakten identisch sind.

Aber die Sache geht sogar noch weiter. Unsere Werte stehen darüber hinaus auch in einem engen Zusammenhang mit unserer Selbstakzeptanz. Bekommst du in deiner Kindheit beispielsweise wodurch auch immer den Eindruck vermittelt, dass du nicht gut genug bist, niemand dich leiden kann und überhaupt kein Händchen für Zahlen hast o. Ä., dann werden sich diese Annahmen als „Werte" niederschlagen. Solche positiven oder negativen Annahmen nisten sich in deinem Kopf ein und bestimmen das Bild von dir selbst und auch deine Sichtweise auf die Welt. Und genau hier bekommen wir die Kurve zur Achtsamkeit. Wie sollst du es schaffen, akzeptierend auf Dinge um dich oder auf dich selbst zu blicken, wenn es dir an Selbstakzeptanz mangelt? Egal, wie sehr du es versuchst, du wirst immer an deine Grenzen kommen. Es sei denn, du verschiebst deine persönlichen Grenzen, indem du deine Werte veränderst. Und genau das ist letztlich auch der Schlüssel für ein Leben, das dich zufrieden macht und in dem du endlich ganz bei dir selbst bist.

Du siehst, es ist wichtig, sich einmal mit seinen eigenen Werten auseinanderzusetzen. Und deshalb wollen wir damit auch nicht länger warten.

SPIEGLEIN, SPIEGLEIN: DEINE TIEFSTEN WERTE ENTHÜLLT

Werte haben eine enorme Kraft. Im Zentrum der Französischen Revolution standen beispielsweise die Werte Freiheit, Gleichheit, Brüderlichkeit und sie bewegten die Menschen so sehr, dass es zu einem kompletten Umsturz des damaligen gesellschaftlichen Systems in Frankreich kam. Und das, obwohl sicherlich jeder der Beteiligten ein kleines Bisschen etwas anderes darunter verstand.

Woher kommen unsere persönlichen Werte eigentlich? Es gibt mehrere Quellen dafür. Beispielsweise hat jede Gesellschaft, jede Kultur ihre eigenen Werte. Was in Deutschland als Wert gilt, ist dies nicht unbedingt in den Vereinigten Arabischen Emiraten oder im Mekong-Delta in China. Schon von einer Stadt zur anderen kann es Verschiebungen in Bezug auf die Werte geben, etwa wenn du eine Großstadt mit mehreren Millionen Einwohnern mit einem kleinen Dorf in Oberbayern vergleichst. Darüber hinaus bekommen wir auch in unserer Familie und in Beziehungen mit anderen Menschen Werte vermittelt, die wir übernehmen und die unserer Weltsicht den Stempel aufdrücken.

Nach diesen Werten richten wir uns aus, sie bestimmen, wie wir denken und handeln. Es sind gewissermaßen die Grundlagen, anhand derer wir unser Leben führen und ausrichten. Stimmt unser Leben zu unseren Werten, dann sind wir zufrieden und fühlen uns stimmig. Allerdings wissen wir alle, dass das nicht unbedingt ein Dauerzustand ist. Wir treffen manchmal Entscheidungen, die nicht zu unseren Werten passen. Und manchmal verändern sich im Laufe des Lebens auch unsere Werte, denn sie sind durchaus eine dynamische Angelegenheit.

Gerade in letzter Zeit ist dies gut zu beobachten. Als der Krieg in der Ukraine im Anschluss an die Corona-Pandemie ausbrach, war das für viele Menschen ein unglaublicher Schock. Als dann auch noch die Energiekrise ausbrach, wurde erstmals einer ganzen Gesellschaft bewusst, dass es ohne ein Umdenken in Sachen Energie nicht gehen wird. Plötzlich lag die Anschaffung eines zuvor eher misstrauisch beäugten E-Autos voll im Trend. Solarpanel auf dem eigenen Dach waren mit einem Mal sogar für Privatleute eine Option. Man tauschte sich darüber aus, wie am besten Energie gespart werden könnte. Inwiefern Werte Sinn ergeben, wenn sie durch Ängste und vom Außen gesteuert werden, sei einmal dahingestellt. Da bewegen wir uns im Bereich der Gesellschaftskritik, aber das würde an dieser Stelle zu weit führen. Mir geht es hier schlicht um die nackten Fakten: Hier wurden gesellschaftliche Werte neu auf den Prüfstand gehoben und haben sich verändert. Und genau das sollten wir auch immer wieder einmal mit unseren ganz persönlichen Werten tun.

Bestimmt hast du das unterbewusst bereits mehrfach in deinem Leben getan. Etwa wenn du auf Jobsuche warst und darüber nachgedacht hast, welcher Beruf zu dir passen könnte oder welches Unternehmen. Vielleicht warst du auch unsicher, als man dir eine neue Position im Unternehmen angeboten hat. Du hast dich gefragt, ob die Stelle zu dir passt und ob du sie bewältigen kannst. Auch das ist letztlich nichts anderes als die unbewusste Frage, ob die Tätigkeit zu deinen individuellen Werten passt. Oder wurdest du einmal zu Unrecht von einem Kollegen oder einem Freund eines Fehlers beschuldigt? Das Gefühl der Kränkung ist letztlich das Ergebnis davon, dass man dir vorwirft, du hättest Werte verletzt. Im Gegenzug können uns unsere Werte auch zu Handlungen motivieren, selbst wenn wir unsicher sind und womöglich sogar Angst haben.

Sehr häufige Werte, die viele Menschen haben, sind beispielsweise Aktivität, Ansehen, Ästhetik, Beachtung, Bildung, Bequemlichkeit,

Bodenständigkeit, Disziplin, Ehrlichkeit, Eigent
ness, Fitness, Familie, Flexibilität, Freigiebigke
Nervenkitzel, Religion, Selbstbewusstsein, Sieg
rung, Toleranz, Tradition, Verlässlichkeit, Wo
viele mehr.

Die 5 Schlüsselfragen

Welche Werte oder Überzeugungen treiben dich an? Dies lässt sich mithilfe einiger Fragen gut ermitteln. Nimm dir die Zeit, gründlich darüber nachzudenken, und notiere dir die Ergebnisse:

1. Wofür möchtest du von anderen geschätzt werden? Welche deiner Eigenschaften sollte respektiert werden?

2. Wenn du die Welt einmal verlässt: An welche Charakterzüge von dir sollen die Menschen zurückdenken?

3. Was ist dir wichtig im Umgang mit Menschen? Worauf legst du im Umgang mit dir selbst wert?

4. Was würde dir wirklich in deinem Leben fehlen, wenn es das morgen nicht mehr gäbe?

t es Kriterien oder Grundsätze, nach denen du deine Entschei-
gen fällst?

____

____

____

Schau dir deine Antworten bitte noch einmal ganz genau an. Überlege dir, welche Werte sich daraus ableiten lassen und schreibe sie auf. Schaffst du es, deine drei Kernwerte zu identifizieren?

Das Lebensrad

Eine weitere wunderbare Übung, um sich darüber klar zu werden, welche Werte du hast und wie du sie aktuell in deinem Leben umsetzt, ist das sogenannte Lebensrad. Dazu brauchst du einfach nur ein Blatt Papier und drei verschiedenfarbige Stifte.

Zeichne zuallererst einen Kreis auf das Papier. Dann teile ihn mit drei Linien in insgesamt sechs gleich große „Tortenstücke" auf. An die Punkte, an denen die Linien auf die Kreislinie treffen, notierst du die folgenden Begriffe: Geld, Familie, Beruf, Partnerschaft, Gesundheit, Freizeit. Es handelt sich hierbei um zentrale Werte für uns alle.

Jetzt zeichnest du auf jeder der inneren Linien mit kleinen Strichen eine Skala ein. Das Zentrum des Kreises ist die Null, der Schnittpunkt mit der Kreislinie ist die Zehn.

So sieht die fertige Vorlage für dein persönliches Lebensrad aus:

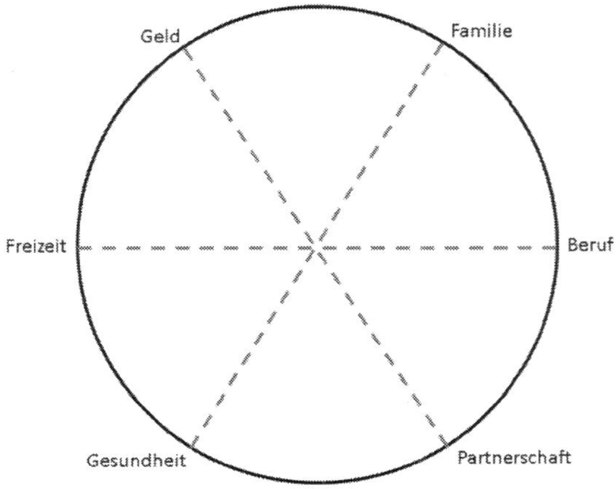

Nun nimmst du dir einen Stift in einer anderen Farbe und markiere auf den Skalen, wie zufrieden du mit dem jeweiligen Thema in deinem Leben bist. Überlege nicht lange, sondern höre einfach auf dein Bauchgefühl. Die Null ist „total unzufrieden" und die Zehn wäre „absolut und rundum zufrieden, könnte nicht besser sein".

Im nächsten Schritt verbindest du deine Markierungen, sodass eine Figur entsteht. Jetzt siehst du schwarz auf weiß, wie deine persönlichen Werte gerade in deinem Leben umgesetzt werden – oder eben nicht.

Stelle dir bitte die folgenden Fragen:

- Läuft dein Lebensrad rund oder werden einige Bereiche vernachlässigt?
- Mit welchen Lebensbereichen bist du schon zufrieden?
- Wo bestehen derzeit noch Defizite?

Ikigai

Auf das Ikigai bin ich ja bereits zuvor ein wenig eingegangen. Ich würde das gerne noch ein wenig vertiefen. Es ist in meinen Augen nämlich die perfekte Ergänzung oder auch Alternative zum Lebensrad.

Die Basis des Ikigai-Modells sind vier Kreise, die für folgende Bereiche deiner Persönlichkeit und deiner individuellen Sicht auf die Welt stehen:

1. Was liebst du?

2. Worin bist du gut?

3. Was braucht die Welt deiner Meinung nach?

4. Wofür kannst du bezahlt werden?

Überschneiden sich 1 und 2, dann ergibt sich ein Bereich, der für deine persönlichen Passionen steht. Die Schnittmenge von 1 und 3 bezeichnet deine Mission. Die Überschneidung von Kreis 3 und 4 identifiziert deine Berufung sowie die Schnittmenge von 2 und 4 deine Profession. Findest du dich in einem dieser Bereiche wieder, bekommst du einen Hinweis darauf, wo du dich noch weiterentwickeln solltest. So kann dir der Bereich Passion sagen, was deine eigentliche Berufung in diesem Leben ist. Die Konsequenz aus einem Eintrag im Bereich Mission könnte es sein, dass du dich hier zu einem Profi weiterentwickeln und dir vielleicht ernsthaft Gedanken über die Finanzierung des Projektes machen solltest. Möglicherweise geht es aber auch eher darum, dass du deine persönliche Mission entdeckst oder Leidenschaft für ein zentrales Thema deines Lebens entwickelst.

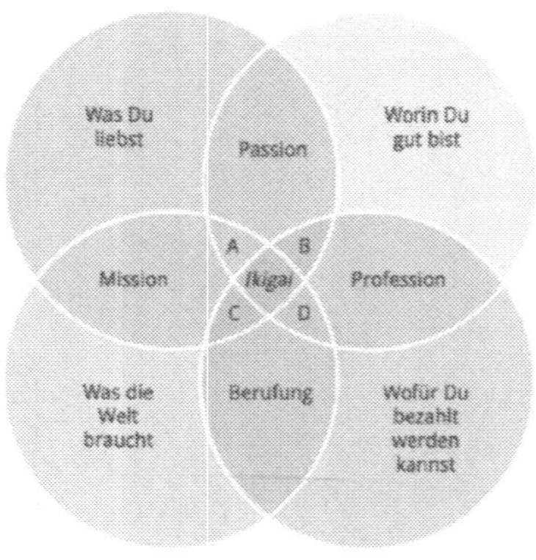

Darüber hinaus gibt es noch weitere Überschneidungen im Zentrum des Modells. Hierbei geht es jeweils um die Schnittmenge von gleich drei Feldern. Die Aussage ist in diesem Fall: Der vierte, fehlende Aspekt wurde bislang in deinem Leben vernachlässigt. So kann beispielsweise Geld fehlen oder es mangelt deinem Leben an Sinn. Weitere Faktoren sind mangelnde Kompetenz bei etwas oder zu wenig Freude.

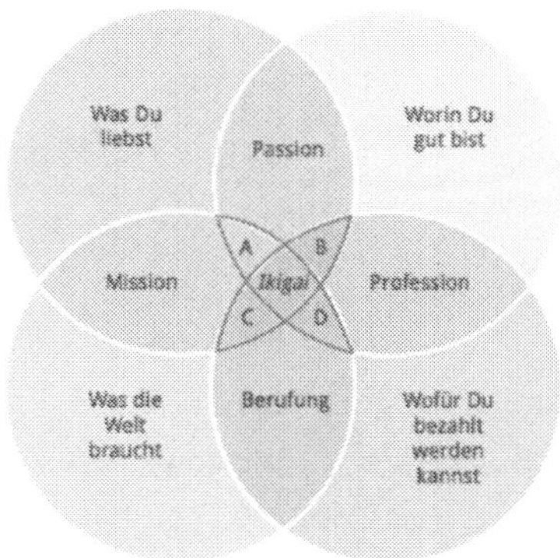

Gelingt es dir, dass alles in eins „zusammenfällt“ und sich deckt, dann ist das Ikigai – du hast den Sinn deines Lebens gefunden und lebst ihn auch.

Ich kann dir nur sehr ans Herz legen, das Ikigai einmal selbst für dich durchzuspielen. Nimm dir einen Zettel und ein paar farbige Stifte und dann fülle das Modell einfach spontan aus. Notiere einfach die Dinge, die dir spontan in den Sinn kommen. Es geht gar nicht darum, besonders tiefsinnig zu sein, sondern lass deine Gedanken einfach fließen. Je achtsamer du mit ihnen umgehst, desto treffender und aufschlussreicher werden deine Notizen sein.

Wie du siehst, ist schon das Befüllen des Ikigai-Modells eine Achtsamkeitsübung, in deren Zentrum du stehst. Es kann tatsächlich für viele Menschen eine echte Herausforderung sein, sich selber und die eigenen Gedanken und Wünsche einmal konsequent in den Fokus zu nehmen. Ich selbst hatte früher ein ganz ungutes Gefühl bei so etwas und würdigte das als „Selbstbeweihräucherung“ ab. Erst als ich mich nach dem schicksalhaften Autounfall endlich mit meinem inneren Kind und insbesondere mit dem Thema persönliche Glaubenssätze auseinandergesetzt hatte, verstand ich, wieso diese gesunde Selbstfürsorge für mich so problematisch und negativ besetzt war. Es gehörte zu meinen unbewussten Glaubenssätzen, dass ich mich selber nicht so wichtig nehmen durfte. Eine Einstellung, die mir meine Eltern während der Jahre meiner Kindheit immer wieder gepredigt hatten. Sei nicht so selbstverliebt, du bist nicht der Nabel der Welt und vieles andere mehr musste ich mir anhören. Aber das zu sehr zu verinnerlichen, hat meist zur Konsequenz, dass wir unsere eigenen Bedürfnisse nicht mehr ernst nehmen und verlernen, unsere Grenzen zu respektieren. Und das ist oft genug schon der Einstieg in den Burn-out.

Es gibt einen Unterschied zwischen negativen Egoismus, der die Bedürfnisse anderer Menschen ignoriert oder für weniger bedeutsam hält, und der gesunden Selbstliebe, dem Selbstmitgefühl sowie der Selbstfürsorge. Ohne Letztere ist ein zufriedenes und erfülltes Leben sehr schwierig bis unmöglich. Doch ob bei uns ein Mangel besteht und wenn ja, welcher, das erfahren wir nur durch einen achtsamen Umgang mit uns selbst und unseren Wünschen sowie Bedürfnissen.

UNTERSTÜTZENDE SÄULEN DEINES ACHTSAMEN LEBENS

Wir alle richten unser Leben – bewusst oder unbewusst – nach Werten aus. Neben den Werten, die unsere Gesellschaft für wichtig erachtet, hat jeder von uns auch noch seine eigenen, ganz persönlichen Werte und Richtlinien, nach denen er oder sie das eigene Leben ausrichtet. Allerdings sind die aktuell relevanten Werte nicht unbedingt immer förderlich für unsere individuelle Achtsamkeitspraxis. Teilweise stehen sie sich sogar konträr gegenüber, selbst wenn das auf den ersten, flüchtigen Blick gar nicht so zu sein scheint.

In unserer kapitalistischen Welt, die bestimmt wird von der Devise „Time is money“ ist Stress tatsächlich zu einer Art Wert geworden. Wer erfolgreich ist, der ist zwangsläufig im Stress. Wer keinen Stress hat und entspannt unterwegs ist, der kann nicht erfolgreich sein und ist somit ein Loser. So die übliche Denke. Konsum ist in, denn in vollen Zügen konsumieren zu können, zeigt wiederum, dass man eben kein

Loser ist, – was ja das Schlimmste in unserer ständig narzisstischer werdenden Gesellschaft wäre. Also konsumieren wir alle, was das Zeug hält. Die ständige Erreichbarkeit, das Konsumieren und Arbeiten ohne Unterlass sorgen wiederum für eine andauernde und permanente Überreizung. Entspannung muss zumindest Wellness sein, aber einfach nur „Herumgammeln" geht gar nicht.

Ich denke, du ahnst es schon: Neben Werten wie Macht, Ordnung, Erfolg, Gesundheit, Gerechtigkeit, Treue, Erfolg oder Sicherheit und vielen anderen mehr muss es noch andere geben. Werte, die die Achtsamkeitspraxis stützen. Aber welche Konzepte helfen uns, einen Ausgleich zu unseren gesellschaftlichen Problemen und unseren Bedürfnissen zu erreichen? Tatsächlich lassen sich mehrere Werte identifizieren, die uns dabei unterstützen, ein wirklich erfülltes Leben zu führen, in dem es nicht nur um Geld und Beförderungen geht. Dabei steht die persönliche Erfüllung stets auch in Zusammenhang mit Entschleunigung und einer allgemein positiven Lebensführung.

Letztlich lässt sich die Frage nach achtsamkeitsfördernden Werten relativ leicht und knapp beantworten: Es sind die, die uns bzw. unserer seelischen Verfassung guttun. Und das können sowohl große und wichtige Dinge sein, aber durchaus auch scheinbare Kleinigkeiten.

Ein Wert ist danach beispielsweise eine ausgleichende Aktivität, die dir guttut und die dich entlastet. Seien es Yoga, Jogging, Hanteltraining, Autogenes Training oder ein anderes Hobby. Aber auch deine Haltung und Weltsicht kann sich als achtsamkeitsfördernd erweisen. Vor allem folgende Werte wirken sich positiv aus:

- Akzeptanz
- Bewusstheit
- Dankbarkeit
- Mitgefühl
- Entschleunigung
- Entspannung
- Wissens- und Erkenntnisgewinn
- Minimalismus
- Nachhaltigkeit

- Offenheit
- Resilienz
- Selbstliebe
- Selbstfürsorge
- Selbstmitgefühl
- Selbstreflexion
- Spiritualität/Religion
- Soziale Einbindung und Beziehungen
- An Werten ausgerichtetes Handeln
- Wohlwollende Haltung
- Zufriedenheit

Dankbarkeit ist beispielsweise ein zentraler Wert, der eng mit dem Thema Achtsamkeit verwoben ist. Wenn du dich in Dankbarkeit übst, dann bekommst du über kurz oder lang eine andere Sicht auf das Leben im Allgemeinen und natürlich auch auf dein ganz Persönliches. Bist du beispielsweise dankbar, weil dir die Kassiererin im Supermarkt heute so freundlich zugelächelt hat, geschehen gleich mehrere Dinge. Du wirst insgesamt zufriedener und wenn dir der Effekt bewusst wird, gehst du vielleicht in Zukunft viel freundlicher mit anderen Menschen um, – was wiederum deren Resonanz auf dich verändert. Gehst du freundlich und höflich mit deinen Mitmenschen um, lächelst womöglich, so werden sie sich dir gegenüber ebenfalls anders verhalten. Vielleicht freuen sie sich über deine offene, angenehme Art. Vielleicht verschönerst du ihnen den Tag damit und hilfst, auch ein wenig mehr Zufriedenheit in ihr Leben zu bringen.

Achtsamkeitsfördernde Werte sind dadurch gekennzeichnet, dass sie keine Einbahnstraße sind. Indem du mit dir selbst sorgsamer und aufmerksamer umgehst, strahlst du diese Ruhe, Zufriedenheit und Entspanntheit auch das Leben anderer Menschen aus. Du heilst dich durch Achtsamkeit gewissermaßen selbst. Und indem du dich auf die Menschen in deinem Umfeld achtsam einlässt, machst du auch ihr Leben besser. Deshalb ist dieses Konzept so unendlich wichtig und kostbar. Achtsamkeit ist also nicht nur eine spezielle Art und Weise, die Dinge und Menschen um dich herum wahrzunehmen. Es ist auch nicht allein ein Zustand deines Bewusstseins. Vielmehr ist Achtsamkeit ebenfalls eine Persönlichkeitseigenschaft. Wie achtsam gehst du mit dir und deinem Leben um? Ist deine Sichtweise durch Achtsamkeit geprägt oder (ver)urteilst du noch? Versuche, diese Form der Sicht auf das Leben in deine Persönlichkeit zu integrieren. Und dabei können dir die Regeln des Ikigai wiederum helfen.

Ich hatte dir im vorigen Kapitel bereits erläutert, wie du das Ikigai anwenden kannst. Allerdings gibt es neben dieser Kompassmethode, mit deren Hilfe du die Werte und deinen persönlichen Lebenssinn identifizieren kannst, noch eine andere Herangehensweise. Vom Ikigai lassen sich ebenso gewisse Regeln und damit auch Werte ableiten, die unser Leben zufriedener und glücklicher machen. Insgesamt sind es zehn kurze Regeln:

- Sei aktiv, bewege dich.
- Ernähre dich gesund.
- Tue das, was du liebst.
- Verbringe Zeit mit Menschen, die du liebst.
- Tue herausfordernde Sachen.
- Sei hilfsbereit.
- Bleib neugierig und lerne kontinuierlich.
- Kenne deine Stärken und auch deine Schwächen.
- Finde dein Gleichgewicht.
- Finde eine Aufgabe oder auch eine Bestimmung.

Beherzigst du diese Grundsätze, so wirst du feststellen, dass dein Leben Stück für Stück ins Lot kommt. Darüber hinaus wirst du dem Leben deiner Mitmenschen ebenfalls wertvolle Impulse zu mehr Zufriedenheit und Gelassenheit geben. Es lohnt sich, versprochen!

PRAXIS: DEINE WERTE IM EINKLANG MIT DER ACHTSAMKEIT

Du hast nun viel über Werte und ihre Bedeutung für und in unserem Leben erfahren. Und du hast herausgefunden, welche Werte für dich entscheidend sind. Jetzt soll es darum gehen, dein Leben durch achtsamkeitsfördernde Werte zu bereichern.

Ich habe drei Achtsamkeitsherausforderungen für dich ausgewählt, die dir helfen, diese Werte kennenzulernen und in dein Leben zu integrieren. Probiere aus, wie es sich anfühlt, wenn du nach diesen Werten lebst. Ich empfehle dir, dich jedem Wert ein paar Tage lang zu widmen. Vielleicht ist es gut, wenn du sie nacheinander testest und ihre jeweilige Wirkung erlebst. Achte auf jeden Fall während dieser „Probezeit“ gut darauf, wie es sich für dich anfühlt. Tut es dir gut oder hast du Schwierigkeiten mit der Umsetzung? Wie reagiert dein Umfeld auf diese neue Art des Umgangs? Eher positiv oder eher negativ? Verändert sich noch etwas in deinem Leben oder in deinem Denken oder auch Fühlen dabei?

Wie schon erwähnt ist Achtsamkeit eben keine Einbahnstraße. Dessen solltest du dir immer bewusst sein und mit einem weiten, offenen und vor allem vorurteilsfreien und nicht wertenden Blick erleben, was eine Veränderung deiner Werte auslöst.

Wert 1: Offenheit

Deine Aufgabe ist es, mehr Offenheit zu leben. Begegne Menschen und Situationen bewusst mit einer offenen, annehmenden Haltung und bewerte nicht gleich wieder. Wir alle neigen dazu, aufgrund unserer Vorerfahrungen Neues in unsere gedanklichen Schubladen zu stecken. Man könnte auch sagen, wir haben ein Raster im Kopf, durch das wir auf die Welt schauen und sie entsprechend bewerten. Fast so wie dieses Spielzeug für Kleinkinder, wo man Dreiecke durch dreieckige Löcher stecken muss und Würfel durch quadratförmige Öffnungen. Was nicht durch das Raster passt, etwa ein Oval, das fliegt aus dem Spiel, denn damit kann man nichts anfangen. In unserem Denken und Empfinden ist „Unpassendes“ entweder grundsätzlich negativ oder wird quasi ausgeblendet. Ab sofort lässt du es jedoch bewusst nicht mehr zu, dass dich dieses Raster eingrenzt in deinem Sehen, Erleben, Denken. Sei so objektiv, wie es dir möglich ist. Nimm einfach alle Informationen in dir auf, ohne sie zu bewerten.

Wie könnte das konkret aussehen? Achte beispielsweise darauf, dass du morgens nicht direkt mit dem Gedanken in den Tag startest „Wenn das schon so losgeht …“ Begegne den Menschen um dich herum vorurteilsfrei und lauere nicht darauf, dass du von ihnen eine unangenehme Aufgabe oder einen dummen Spruch bekommst. Vermeide den Gedanken, dass sowieso wieder alles schiefgeht, wenn XY passiert. Sprich: Sei offen und achtsam in Bezug auf die Menschen und Geschehnisse um dich herum, aber sei ebenfalls wachsam im Hinblick auf dich selbst. Beobachte deine Gedanken. Bist du noch offen für dein Leben oder schieben sich wieder vergangene, negative Erfahrungen als Raster vor den achtsamen, wohlwollenden Blick?

Wert 2: Selbstfürsorge

Dieser Wert ist für dich ganz besonders relevant, wenn du dazu neigst, deine eigenen Bedürfnisse zu unterdrücken und dich für andere aufzuopfern. Fühlst du dich immer wieder sehr gestresst, dann könnte es daran liegen, dass du dir selbst zu wenig Raum gibst und dich nicht genügend um dich selbst sorgst.

Beginne damit, dass du einfach einmal wahrnimmst, wie du dich selbst fühlst. Sind da Verspannungen oder Gelassenheit? Stress oder heitere Zufriedenheit? Spürst du irgendwo Schmerzen, etwa Kopfschmerzen oder Rückenprobleme? Oder fühlst du dich rundum pudelwohl in deinem Körper? Achte außerdem darauf, ob dein Körper dir vielleicht etwas mitteilen will. Etwa, was er bräuchte, damit er sich wohler fühlt.

Häufig vergraben wir solche Gedanken und Gefühle tief in unserem Innersten, schließlich haben wir gelernt, dass wir uns „nicht so anstellen“ sollen. Das ist Vergangenheit, jetzt ist es an der Zeit, so etwas einfach wahrzunehmen und zu akzeptieren, dass es da ist. Was du dann daraus machst, steht auf einem ganz anderen Blatt. Gehe in kleinen Schritten vor, einen nach dem anderen.

Selbstfürsorge kann auch deine Aufgabe sein, wenn du im Beruf beispielsweise in Stress gerätst, weil du vielleicht schlecht Nein sagen kannst. Achte das nächste Mal in einer typischen „Bauchgrummel-Situation“ darauf, wie sich das genau für dich anfühlt und warum. Übergehe solche Empfindungen nicht. Registriere sie und überlege dann, wie du gegebenenfalls zu einer für dich besseren Lösung kommst.

Überlege auch, ob manchmal nicht Selbstbeschränkung der bessere Weg für dich ist, damit es dir besser geht – in deinem Job, beim Essen oder auch beim Shopping. Welche Aktivitäten oder Menschen könnten deinem Körper und deiner Seele guttun und dir helfen, wieder ins Gleichgewicht zu kommen?

Wert 3: Freundschaft

Für uns Menschen sind Beziehungen zu anderen Menschen unglaublich wichtig. Sie stabilisieren uns und geben uns Kraft, wenn es mal nicht so rund läuft. Sie sind es aber auch, durch die unser Leben bereichert wird durch gute Gespräche, Anteilnahme, Lachen und noch vieles mehr. Dabei geht es gar nicht allein um Liebesbeziehungen oder das soziale Netzwerk, das unsere Familie für uns darstellt. Auch Freundschaften sind unverzichtbar für ein gelassenes, zufriedenes Leben. Nur durch unser Eingespannt Sein in den Job oder andere wichtige Verpflichtungen neigen wir viel zu oft dazu, gerade diese Freundes-Netzwerke zu vernachlässigen. Ein riesiger Fehler! Denn so graben wir uns eigentlich selbst den Boden unter den Füßen weg.

Diese Aufgabe steht daher ganz im Zeichen der Freundschaft. Kontaktiere wieder einmal gute Freunde. Telefoniere mit ihnen oder – noch besser – triff dich mit ihnen. Gehe achtsam in die Situation hinein: Wie fühlst du dich vor dem Treffen? Wie währenddessen? Und wie hinterher? Was hat sich verändert?

Eine weitere gute und wichtige Übung ist es, sich einmal ganz auf die Freunde zu fokussieren. Wie geht es ihnen in diesem Moment? Wie glücklich / gelassen / entspannt sind sie genau jetzt und was löst das in mir selbst aus? Nimm auch dies einfach einmal wahr und bewerte das Beobachtete nicht.

Ich bin mir sicher, die Erkenntnisse, die du durch die drei Aufgaben gewinnst, werden deinen Blick auf vieles deutlich verändern. Viel Spaß damit!

5
EMOTIONEN UND GEFÜHLE ENTSCHLÜSSELN DURCH ACHTSAMKEIT

„Die Frage ist nicht, ob es ein Leben nach dem Tod gibt. Die Frage ist, ob du vor dem Tod lebendig bist.“

— OSHO

Ich glaube, als ich mein Universitätsdiplom überreicht bekam und mir der Dekan energisch die Hand schüttelte, hatte ich zum ersten Mal in meinem Leben wirklich den Eindruck, intelligent zu sein. Dennoch hielt ich mich nach dem Unfall, bei dem meine Frau ums Leben kam, gleichzeitig für den allerdümmsten Menschen auf der ganzen Welt. Immer wieder zermarterte ich mir das Gehirn, wieso ich damals so verbohrt reagiert hatte. Anstatt die kostbaren Momente mit meiner Frau zu genießen, waren mir damals wieder einmal äußere Dinge so viel relevanter erschienen. Im Nachhinein erschien es mir einfach nur absurd, dass mir Pünktlichkeit und gesellschaftliche Verpflichtungen wichtiger gewesen waren, als das Wohlergehen meiner geliebten Frau. Was ist schon dabei, wenn sie ein paar Minuten länger gebraucht hat? Geht davon die Welt unter? Natürlich nicht! Und selbst wenn einem dadurch ein Jobangebot oder eine Beförderung durch die Lappen gehen sollten, kann man sowas doch nicht über die Beziehung zu unseren Mitmenschen stellen.

Es war extrem schwer für mich, mit diesen quälenden Gedanken zu leben. Wozu sind Intelligenz und ein Einser-Diplom gut, wenn man sich trotzdem wie ein Idiot aufführt, wenn es darauf ankommt? In der Reha kam ich deshalb schließlich an einen Punkt, wo ich mich selbst so sehr hasste, dass ich dachte: Es wäre besser gewesen, du wärst an ihrer Stelle gestorben!

In dieser meiner dunkelsten Stunde lernte ich eine ganz wichtige Lektion: Es gibt noch andere Arten von Intelligenz als nur diejenige, die kluge und erfolgreiche Menschen definiert. Man kann auch intelligent sein, ohne ein Albert Einstein oder Stephen Hawking zu sein und das Universum zu ergründen. Es waren Menschen wie meine damalige Physiotherapeutin (und jetzige Lebensgefährtin) und Mitpatienten, die mir durch ihre Empathie wieder aus der Krise halfen. Obwohl ich nichts mehr mit der Welt um mich herum zu tun haben wollte, gelang es ihnen, mich zu erreichen, sich in meine Situation und meine bohrenden Schuldgefühle einzufühlen und mir herauszuhelfen. Durch Verstehen, Zuhören und einfach da zu sein.

Erst da gewann der Begriff der emotionalen Intelligenz (EQ) Relevanz für mich. Und oftmals ist diese Form der Intelligenz so unendlich viel entscheidender, damit es uns als Menschen gut geht, als logisches Denken und Planen, Wissenserwerb oder clevere Lösungen für neue Probleme zu finden. Oder anders ausgedrückt: die Flexibilität im Denken und Handeln.

Es war ein Initialerlebnis für mich, als ich das Thema emotionale Intelligenz für mich entdeckte. Denn für ein gutes und zufriedenes Leben im Einklang mit mir selbst, sind empathisches und selbstreflektiertes Handeln unerlässlich. Und genau aus diesem Grund besteht zudem ein unglaublich enges Verhältnis von emotionaler Intelligenz und Achtsamkeit. Eins bedingt hier das andere.

Bleiben wir ruhig noch kurz beim Thema emotionale Intelligenz. Analog zu den bekannten Intelligenztests, bei denen man vor allem mathematisch-logische Aufgaben lösen muss, hat man auch Tests entwickelt, um den EQ eines Menschen zu ermitteln. Im Gegensatz zu den „normalen“ Intelligenztests stieß man hier jedoch schnell auf Schwierigkeiten. Denn ausgerechnet die entscheidenden Fähigkeiten, die emotionale Intelligenz auszeichnen, lassen sich in schriftlichen Tests nur schwierig oder gar nicht ermitteln. Das liegt daran, dass sich emotionale Intelligenz stets erst im sozialen Miteinander so richtig zeigt. Die entscheidenden Fähigkeiten treten entweder in der Interaktion mit anderen Menschen zutage bzw. im Kontakt mit dem jeweiligen sozialen Umfeld. Emotionen lassen sich nun einmal nicht mit dem Maßband messen oder wiegen, sie wirken erst, wenn wir mit anderen Menschen interagieren.

Die US-Psychologen John D. Mayer und Peter Salovey haben 1990 erstmals fünf maßgebliche Eckpfeiler definiert, die emotionale Intelligenz ausmachen:

- Sich seiner eigenen Gefühle bewusst sein.
- Sich der Gefühle von anderen bewusst sein und angemessen darauf zu reagieren.
- Die Fähigkeit, die eigenen Gefühle im Umgang und Austausch mit anderen zu nutzen.
- Den Ursprung der eigenen Gefühle kennen und verstehen.
- Mit den eigenen Gefühlen umgehen können.

Wirklich bekannt wurde das Thema emotionale Intelligenz sieben Jahre später durch einen Bestseller des Autors und Psychologe Daniel Goleman.

Welche Verhaltensweisen zeichnen also einen emotional intelligenten Menschen konkret aus?

- Du bist in der Lage, Gefühle bei anderen Menschen wahrzunehmen, etwa indem du Mimik und Gestik korrekt interpretierst. Beispielsweise fällt dir auf, wenn deinem Gegenüber Tränen in den Augen stehen oder er seine Schultern hängen lässt. Oder Leute aus deinem Bekanntenkreis können ihre wahren Gefühle nicht vor dir verbergen, auch wenn sie sich bemühen. Etwa wenn sie nach einem Gespräch mit ihrem Vorgesetzten richtig wütend sind, es aber herunterspielen.

- Du weißt auch, was deine eigenen Gefühle dir signalisieren wollen. Etwa, dass du eine Auszeit brauchst oder dich einfach mal eine Weile um dich selbst kümmern solltest. Selbstfürsorge und emotionale Intelligenz bedingen einander. Genauso ist dir instinktiv klar, wie du einer anderen Person helfen kannst und welche Prioritäten zu setzen sind.
- Du bist dazu in der Lage zu spüren, was die eigentliche Ursache für eine emotionale Reaktion bei dir oder einem Mitmenschen ist, – also ob du der Grund dafür bist oder eine andere Sache. Da du dies zutreffend analysieren kannst, kommt es viel weniger zu Missverständnissen oder Streitereien.
- Du lässt dich von deinen Gefühlen nicht überrollen, sondern bist dazu in der Lage, sie im Zweifelsfall zu regulieren. Deshalb wirst du deine Gefühle auch nicht an anderen auslassen und sie als Blitzableiter benutzen. Im Gegenzug schaffst du es ebenso, emotional aufgewühlte Menschen bei Bedarf zu beruhigen.

Unter dem Strich sind es fünf wesentliche Eigenschaften, die emotional intelligente Personen auszeichnen: Selbstbewusstsein, Empathie, Selbstregulation, Selbstmotivation sowie ein gewisses Geschick im Umgang mit den Mitmenschen. Und auch wenn ein guter Teil hiervon nach wissenschaftlichen Erkenntnissen genetisch bedingt zu sein scheint, kannst du deine persönliche emotionale Intelligenz durch „Nachlernen" verbessern und steigern.

Das wiederum ist zugleich ein guter Weg, um mehr Achtsamkeit ins eigene Leben zu holen und zu integrieren. Denn wer die eigenen Emotionen und Gefühle sowie die der Mitmenschen adäquat wahrnimmt, der hat einen ganz zentralen Punkt der Achtsamkeit erfasst – und wird mehr eins mit sich selbst sein sowie im Einklang mit der Welt um sich herum leben. Der Schlüssel ist eine ganz bestimmte Form der Beobachtung.

DIE GEHEIMNISVOLLE WELT DER EMOTIONEN UND GEFÜHLE

Ich weiß nicht, ob es dir eben bewusst aufgefallen ist, weil du bereits ein wenig achtsamer mit den Dingen um dich herum umgehst. Allerdings ist es angesichts der vielen Fakten, mit denen ich dich konfrontiert habe, vermutlich schlicht untergegangen. Deshalb frage ich dich noch einmal ganz direkt: Hast du bemerkt, dass eben sowohl die Rede von Gefühlen als auch von Emotionen war?

Da wir im alltäglichen Sprachgebrauch die beiden Begriffe in der Regel synonym verwenden, so also gegeneinander ausgetauscht werden können, wäre es nicht ungewöhnlich, wenn einem dies entgeht. Meist denkt man schlicht und ergreifend, dass Emotion quasi das Fremdwort zu Gefühl ist. Wenn wir jedoch dem Thema Achtsamkeit weiter auf den Grund gehen wollen, um die Sache ganz zu verstehen, müssen wir genauer hinschauen. Tatsächlich gibt es nämlich einen Unterschied zwischen dem Begriff Gefühl und dem Begriff Emotion. Und es ist nicht nur wichtig, ihn zu kennen, sondern gleichzeitig auch sehr hilfreich.

Gefühl und Emotion: Der Unterschied

Am besten suchst du dir jetzt eine ruhige Ecke und stellst vielleicht auch dein Smartphone auf stumm, um sicherzugehen, dass du die nächsten Minuten nicht gestört wirst. Es wird jetzt kurz ein wenig kniffelig und eine gewisse Konzentration ist nötig, um die kleinen, aber gleichzeitig auch entscheidenden Feinheiten der begrifflichen Unterschiede zu verstehen. Lass dich davon aber bitte nicht abschrecken!

Unter einer Emotion (oder auch Gemütsbewegung) versteht man das Zusammenspiel von:

- komplexen körperlichen Reaktionen (etwa Senkung des Blutdrucks bei Entspannung),
- Gefühlen (Liebe, Enttäuschung, Angst, Wut etc.),

- kognitiven Prozessen im Gehirn (Erinnerungen, Erwartungen, Interpretationen o. Ä.),
- Verhaltensreaktionen (z. B. lachen als Reaktion auf eine Aussage).

Auslöser für eine Emotion ist eine Wahrnehmung, etwa von einem Ereignis oder einer Situation. Die Emotion wiederum lässt sich körperlich nachweisen, ihren Sitz hat sie im limbischen System in unserem Gehirn. „Wirkt" sie, so lassen sich in unserem Blut verschiedene Neurotransmitter (Hormone wie Serotonin, Adrenalin, Oxytocin) nachweisen. Die Aktivität unserer Muskulatur verändert sich merklich. Darüber hinaus stehen Emotionen in Bezug zur auslösenden Situation, d. h. sie sind in ihrer Ausprägung variabel und situationsangemessen, werden bewusst wahrgenommen, sind von uns beeinflussbar und rufen eine körperliche Aktivierung hervor.

Ein Gefühl wie Eifersucht, Angst, Stolz, Freude ist letztlich ein Bestandteil einer Emotion. Als Gefühl wiederum werden verschiedene psychische Erfahrungen und Reaktionen definiert. Die körperliche Komponente bleibt hier im Prinzip außen vor. Dass der Ausdruck inzwischen synonym mit dem Begriff Gefühl verwendet wird, liegt an den sogenannten „großen Gefühlen". Dieser Ausdruck wird typischerweise etwa mit dem Gefühl der Liebe verwendet, das ebenfalls deutlich messbare neurophysiologische Reaktionen nach sich zieht. Das Herz pocht uns bis zum Hals, wenn wir unsere große Liebe sehen, unsere Atmung wird schneller und möglicherweise spannt sich unsere Muskulatur sogar ein wenig an in Erwartung der kommenden freudigen Begrüßung.

Um den Zusammenhang noch besser zu verdeutlichen, habe ich noch ein paar weitere Beispiele. Vielleicht erfährst du jetzt in diesem Moment, dass du im Lotto gewonnen hast. In dir breitet sich das Gefühl der Freude aus. Wenn du nun anfängst zu lachen oder anfängst, mit einer höheren, aufgeregten Stimme zu sprechen und du überlegst, welchen deiner Wünsche du dir mit dem Gewinn erfüllen willst, ist aus dem Gefühl eine Emotion geworden.

Gefühle wie Liebe, Überraschung oder auch Schmerz sind ebenfalls typische Gefühle, aus denen durch körperliche Reaktionen oder kognitive Vorgänge im Gehirn Emotionen werden können.

Gefühle und Emotionen sind etwas Wunderbares, man könnte sie auch als eine Art inneren Kompass beschreiben. Sie verraten und viel darüber, wie wir unser Leben führen sollten. Allerdings haben sie oft genug eine enorme Wucht, die uns regelrecht überrollen kann. Insofern macht es durchaus Sinn, seine Gefühle bzw. Emotionen kontrollieren zu können, damit sie uns nicht beherrschen und wir zu ihrem Spielball werden. Nur unglücklicherweise ist es gar nicht so einfach, hier die Oberhand zu erlangen – und dies vor allem noch auf die richtige Weise.

Zumal gerade das zwanghafte Vermeiden oder Unterdrücken von Gefühlen häufig in emotionalen Störungen mündet. Schließlich sind es gerade die Gefühle, die unsere Lebendigkeit ausmachen. Es kommt also auf das Wie an – wie so oft im Leben.

DEIN SCHLÜSSEL ZU ECHTER EMOTIONALER INTELLIGENZ

Ja, unsere Gefühle stehen uns oft genug im Weg. Wir alle kennen solche Situationen. Da haben wir vielleicht schlicht und ergreifend keine Lust, schon wieder die Schwiegereltern zu besuchen, weil sie uns den Eindruck geben, nicht gut genug zu sein. Oder man bringt sich im Job um eine erhoffte Beförderung, weil man einen Vorgesetzten herzlich unsympathisch findet. Oder man ist gekränkt, weil man nicht gefragt wurde, ob man bei einer Veranstaltung dabei sein will, und sagt deshalb etwas völlig Unangebrachtes. Oder oder oder.

Der berühmt-berüchtigte Knackpunkt dabei ist: Wir wissen in der Regel nicht, wie wir sinnvoll mit unseren Gefühlen umgehen und so gehen sie mit uns um. Gefühle zu unterdrücken wäre jedoch die komplett falsche Konsequenz aus dieser Tatsache, denn je mehr wir Gefühle zulassen können, desto besser und förderlicher für unsere emotionale Intelligenz.

Und jetzt?

Wie schaffen wir die Quadratur des Kreises? Wir müssen an einer kleinen Stellschraube in unserem Denken ein winziges Bisschen drehen. Das war es dann eigentlich auch schon.

Ich könnte mir vorstellen, du runzelst bei dieser Beschreibung unwillkürlich etwas die Stirn. Es soll so leicht sein, seine Gefühle in den Griff zu bekommen? Wo man jetzt gerade noch echte Schwierigkeiten hat, sich ihnen nicht immer wieder auszuliefern und zu ihrem Spielball zu werden!

Atme bitte einmal ganz tief durch und erde dich selbst. Bleibe ganz im Hier und Jetzt und vielleicht hast du ja Lust, dich ein wenig auf deine Atmung zu konzentrieren. Wenn du das tust, bist du der Lösung, wie man Gefühle in den Griff bekommt, schon einen ganzen Schritt näher. Achtsamkeit ist nämlich der ganz entscheidende Schlüssel. Es geht nicht darum, Gefühle zu kontrollieren oder sie einfach ungebremst auszuleben. Beide Varianten wären schädlich und würden deine Situation keinen Deut besser machen. Stattdessen würdest du entweder in Richtung Egomanie abrutschen, wenn du deine Gefühle zu deinem Gesetz machst. Deckelst du sie jedoch verzweifelt, so werden sie irgendwann nur umso heftiger ausbrechen. Diese Herangehensweise ist meist die Initialzündung für psychische Probleme wie Depressionen und Ähnliches.

Die Wahrheit liegt auch hier – wie so oft – in der Mitte. Vielleicht erinnerst du dich noch, wie ich die achtsame Sichtweise verglichen habe. Für mich persönlich ist es ein bisschen so, als würde ich innerlich auf einen Berg steigen, von dem aus ich die Welt in mir und um mich herum betrachte – auf eine freundliche, nicht wertende Art und Weise. Ich nehme einfach wahr und akzeptiere, was in der Welt und in mir gerade vor sich geht.

Akzeptanz ist tatsächlich ganz entscheidend. Anstatt dich dagegen zu wehren, welche Gedanken oder Gefühle eine Situation in dir auslöst, beobachte stattdessen einfach. Ich weiß aus eigener Erfahrung, dass genau dies in manchen Lebenssituationen eine große Herausforderung sein kann. Lass dich davon aber bitte nicht entmutigen! Das ist kein Beleg dafür, dass du in irgendeiner Weise mangelhaft wärst. Stellst du fest, dass dir das Beobachten der Gedanken und Gefühle gerade Mühe macht, richte einfach darauf deinen achtsamen Blick. Was ist gerade mit deinen Gedanken los? Worum kreisen sie? Und bitte akzeptiere dies einfach als Tatsache und bewerte nicht.

Gelingt es dir wieder besser, stelle dir folgende Fragen: Was ist passiert und was hat es in dir ausgelöst oder mit dir gemacht? Urteile nicht oder gib dem Ganzen auch keine vorschnelle Bedeutung. Nimm schlicht und ergreifend die Fakten so an, wie sie sind. Und dann erforsche dieses Gefühl in dir in Gänze, aber mit einem klaren Blick. Lote es in seiner ganzen Tiefe und mit all seinen Facetten aus – wie ein neugieriger Forscher, der so etwas zum allerersten Mal erlebt. Je mehr du mit diesem freundlichen Interesse und einer grundsätzlichen Akzeptanz auf deine Gefühle schaust, desto mehr schrumpft ihre Bedeutung, bis sie sich zuletzt höchstwahrscheinlich von selbst wie eine zerplatzende Seifenblase auflösen. So bleibst du in deiner Mitte und ruhst auch dann in dir, wenn es in der Welt um dich herum mal wieder sehr turbulent zugehen sollte.

Obwohl es sich oftmals so anfühlt, als wäre man seinen Gefühlen und Emotionen hilflos ausgeliefert, stimmt dies letztlich nicht. Sie lassen sich kontrollieren. Tatsächlich ist es möglich, die jeweils für die Entstehung von Emotionen verantwortlichen Bereiche im Gehirn entsprechend zu trainieren. Die sogenannte Emotionsregulation, also die Fähigkeit, die eigenen Gefühle selbst zu kontrollieren und sich nicht mehr länger von ihnen beherrschen zu lassen, etwa bei Depressionen, ist eines der zentralen Themen in einer Psychotherapie.

Dazu müssen wir uns vor allem eins klarmachen: Gefühle sind die Konsequenz unserer jeweiligen Bewertungen. Es sind unsere ganz persönlichen Erfahrungen, die darüber entscheiden, durch welchen Filter wir die Welt sehen und letztlich alles auch bewerten. Ein ganz plattes Beispiel: An einem Abend während meiner Kinderzeit blieb ich allein zu Hause, weil meine Eltern sich dringend um eine kranke Tante kümmern mussten. Für mich ein Fest, denn ich hatte „sturmfrei“ und fühlte mich fast wie ein Erwachsener. Ich musste nur versprechen, dass ich um 22 Uhr ins Bett gehen würde. Im Gegenzug durfte ich an diesem Abend Fernsehen schauen und bekam sogar eine Tüte Erdnussflips hingestellt. Die guten, teuren. Meine Eltern mahnten noch, bloß nicht zu viel davon zu essen, um mir nicht womöglich den Magen zu verderben.

Tja, es kam natürlich, wie es kommen musste: Kaum waren meine Eltern zur Tür hinaus, habe ich die Tüte geöffnet und die Flips in einem Rutsch in mich hineingestopft. Bei den letzten drei Hand voll hatte ich schon so ein komisch flaues Gefühl in der Magengegend, doch das hielt mich nicht auf. Ich habe sogar noch die letzten Krümel in mich hineingestopft, wer weiß, wann ich wieder so eine ganze Tüte Würmer für mich alleine haben würde! Mein ganzer Mundraum war erfüllt von dem herrlich erdnussigen, fettigen Geschmack. Mein Mund und meine Hände rochen extrem intensiv danach. Der typische Duft war überall – auch kurze Zeit später, als mein Bauch anfing, schrecklich wehzutun. Noch etwas später konnte ich gar nicht schnell genug zur Toilette laufen, um die ganzen Flips wieder loszuwerden …

Was soll ich sagen? In all den Jahrzehnten, die seither vergangen sind, habe ich nie wieder Würmer angerührt. Schon der Geruch verursacht mir Übelkeit und mein Bauch beginnt zu rumoren. Freunde haben sich sogar schon darüber lustig gemacht, dass sich mein Gesicht sofort grünlich verfärbt, wenn jemand eine Flipstüte in meiner Nähe öffnet. Ganz besonders schlimm ist es bei dieser einen besonderen Marke.

Auch wenn das jetzt ein augenzwinkernder Vergleich ist, aber so ähnlich verhält es sich auch mit unseren Gefühlen. Wir haben irgendwann ein Erlebnis, das einen sehr nachhaltigen Eindruck auf uns hinterlässt, und daraus leiten wir eine Überlebensstrategie ab. Ich habe beispielsweise gelernt, dass es gar nicht gut für mich ist, Flips zu essen. Ein Baby, das ja allein komplett hilflos ist und nicht überlebensfähig wäre, wird weinen und schreien, damit seine Mutter auf es aufmerksam wird. Kommt sie jedoch nicht, macht das Baby eine tiefgreifende Lernerfahrung. Vielleicht wird es künftig zutiefst davon überzeugt sein, dass es unwichtig oder wertlos ist, oder es wird sich immer alleingelassen fühlen. So etwas kann der Ursprung von psychischen Problemen sein.

Anstatt solche Erfahrungen nur auf diese konkrete Situation zu beziehen, verallgemeinern wir nämlich sehr gerne und übertragen die gemachten Erfahrungen auf alle weiteren Ereignisse, die damit irgendwie in Zusammenhang stehen. Wir projizieren Erfahrungen auf aktuelle Situationen und Erlebnisse. Und das ist sehr häufig nicht angemessen. Unglücklicherweise ist dies ein unbewusster Vorgang, weshalb wir den Eindruck haben, dass manche Sachen einfach mit uns geschehen bzw. dass uns unsere Gefühle und Emotionen überrollen.

Um Emotionen wieder beeinflussbar zu machen, ist es wichtig, sie sich erst einmal wieder ins Bewusstsein zu holen. Erst dann haben wir überhaupt eine Chance, sie zu regulieren. Das Mittel für dieses Bewusstmachen wiederum ist … Achtsamkeit. Wer regelmäßig den geistigen Fokus auf sich selbst lenkt und seine Gedanken sowie Gefühle beobachtet, der bekommt schließlich Macht über die eigenen Gefühle – und zwar in dem Moment, wo man sie selbst objektiv beschreiben kann.

Ich weiß, wenn man das jetzt so liest, klingt es einfacher, als es oft genug ist. Die Schlüssel sind hier Übung und Routine. Es ist gar nicht so einfach, über lange Jahre verkrustete und festgefahrene Denkstrukturen wieder aufzubrechen. Schließlich waren sie ja einmal Lebensretter.

Mir ging es früher dann und wann natürlich so, dass ich in manchen Situationen die Entscheidungen nicht wirklich unbeeinflusst getroffen habe. Mein Lieblingsbild sind hier Engelchen und Teufelchen auf unseren Schultern. Während die eine Stimme in dir dich grinsend anfeuert und sagt: Komm, tu's doch! – ist die andere Stimme vernünftig und spiegelt sämtliche moralischen Regeln und insbesondere deine Schuldgefühle wider. Jeder von uns sitzt innerlich gewissermaßen ständig zwischen zwei Stühlen, wenn er die unterschiedlichen Selbstanteile seiner Psyche nicht in Einklang bringen kann. Die Folge sind heftigste Wortgefechte und Diskussionen in unserem Kopf, bei denen wir uns nicht selten sogar aufs Übelste beschimpfen oder beschuldigen. Schlimmer, als wir jemals andere Leute angehen würden:

„Sei kein Schlappschwanz!"

„War ja klar, dass du das mal wieder nicht hinkriegst!"

„Die anderen haben recht, ich bin eine Null!"

Unser Seelenleben ist ausgesprochen komplex. Inzwischen wird unsere Psyche so definiert, dass in ihr verschiedene Selbstanteile vorhanden sind. Man könnte es auch mit einer Art Konferenz mit diversen Teilnehmern vergleichen, die ununterbrochen tagt. Da ist beispielsweise der innere Erwachsene, das innere Kind, das Eltern-Ich und noch andere mehr. Und sie sind sich nicht immer „grün", wie es so schön heißt, sondern können ganz unterschiedliche Interessen haben. Jeder Teilnehmer hat andere Erfahrungen und daraus folgend unterschiedliche Wünsche und Beweggründe und vor allem wunde Punkte. Diese sind Erfahrungen und Verletzungen, die wir im Laufe unseres Lebens durchgemacht haben. Manchmal bilden sich Koalitionen der Konferenzteilnehmer, die jedoch nicht verbindlich sind. Wird ein solcher wunder Punkt eines Persönlichkeitsanteils getroffen, so wird ihm ein anderer Anteil gewissermaßen verteidigen wollen. Das ist dann der Grund für unsere teilweise total spontanen Handlungen und Reaktionen, ohne auch nur kurz nachzudenken.

Du kennst es ja von den Silvester-Vorsätzen: Natürlich können wir die besten Vorsätze haben, um solche tief sitzenden Verhaltensmuster in den Griff zu bekommen. Nur leider klappt das in den wenigsten Fällen wirklich nachhaltig. Viel besser und effektiver ist hier ein achtsamkeitsbasierter Ansatz. Gehe stattdessen in Kontakt mit deinen Selbstanteilen. Lerne sie kennen und erfahre, was sie eigentlich wollen? Weshalb sind sie besorgt? Was möchten sie für dich tun? Akzeptiere die Persönlichkeitsanteile wie sie sind und bewerte sie nicht. Schließlich wollen sie dir gar nichts Böses, vielmehr ist ihr wichtigstes Ziel, dich zu schützen. Nur bedauerlicherweise ist die ihnen mögliche Vorgehensweise nicht immer die beste. Aber wenn du mit allen Konferenzteilnehmern fair und aufrichtig „verhandelst", lassen sich mit Sicherheit gute Wege für die Zukunft finden.

Anstatt weiterhin einfach der Sklave deiner Gefühle zu sein und stets die gleichen Reaktionen zu wählen, wenn ein wunder Punkt in dir getriggert wurde, gelingt dir durch den achtsamen Umgang mit deinen Selbstanteilen ein Weg hin zu mehr positiver Selbstregulierung und -führung. So hast du wiederum gute Voraussetzungen, um Verhaltensweisen zu verändern, die für dich bislang ungute Konsequenzen hatten.

Des Weiteren ruhst du in dir und hast jederzeit Zugriff auf deine Ressourcen. Und du kannst dich aus dir heraus motivieren, inspirieren und sogar ermutigen. Je achtsamer und wertschätzender du mit deinen Persönlichkeitsanteilen umgehst, desto besser kommst du mit dir selbst klar – diese „Aussöhnung mit dir selbst", wenn man das so nennen möchte, ist für Körper und Seele ein riesiger Schritt nach vorne.

Ein achtsamer Umgang mit dir selbst, ein freundlicher Blick auf deine Person, macht dich letztlich unendlich viel entspannter. Denn plötzlich ist es gar nicht mehr wichtig, perfekt sein zu müssen oder irgendwelchen Maßstäben zu genügen. Du bist eben so. wie du bist, mit all deinen wunderbaren Stärken und liebenswerten Schwächen. Das ist vollkommen in Ordnung. Genau deine Ecken und Kanten machen dich aus und sie sind es, die dich unverwechselbar und liebenswert machen. Hadere nicht damit, sondern gehe wohlwollend mit dir um.

Darüber hinaus steigt auch deine Präsenz insgesamt, wenn du dich selbst annimmst, wie du bist. Denn du bist ganz im Hier und Jetzt verwurzelt und bist dir deiner Selbst bewusst. Auf diese Weise gelingt dir ein gesünderer, reifer Umgang mit dir selbst – und auch mit deinen Mitmenschen.

Wer mit sich selbst so rundum im Reinen ist, der geht ebenfalls anders mit anderen Menschen um. Du bist schließlich nicht mehr in einer permanenten Konkurrenzsituation mit ihnen oder fühlst dich womöglich unterlegen, weil sie eine Sache ganz besonders gut können. Wer Achtsamkeit in sein Leben holt, der wird Kontakte mit seinen Mitmenschen anders angehen. Du hast schließlich verinnerlicht, wie man mit einem freundlichen, wertschätzenden Blick auf sich selbst und die Welt schaut. Und genau so wirst du dann auch dein Umfeld betrachten. Du wirst viel intensiver zuhören, auf kleine Dinge achten, die du sonst vermutlich übersehen hättest. Nur gerade diese kleinen Zeichen und Signale sind es, die gute Kommunikation und wahres Verstehen ausmachen.

Wenn du dich noch an das Kommunikationsmodell erinnerst, dann weißt du inzwischen, dass vermeintlich trockene Nachrichten deines Gegenübers mehrere subtile zusätzliche Mitteilungen an dich oder an andere beinhalten können. Je achtsamer dein Umgang wird, desto feiner werden deine Antennen. Das ist der Königsweg, um wirklich zu verstehen, worum es in einem Gespräch eigentlich geht. Und so wird man endlich auch seinen Mitmenschen wirklich gerecht.

Umgekehrt wirst du feststellen, dass ein achtsamer Kontakt nicht nur etwas in deinem Denken und Handeln verändert, dies gilt auch für die Menschen, mit denen du so umgehst. Wer sich endlich wirklich verstanden, ernst genommen und obendrein noch wertgeschätzt fühlt, der wird sich viel mehr öffnen. Das komplette Miteinander wird menschlich im besten Sinne und wird somit zu einem Quell bereichernder Erfahrungen.

Und genau hier haben wir wieder den Bogen zur emotionalen Intelligenz geschlagen. Denn sämtliche Eigenschaften, die sie ausmachen, stehen in einem engen Zusammenhang mit Achtsamkeit, wie dir jetzt sicherlich klar ist. Es gibt keine wirkliche Selbstwahrnehmung, -regulation, -management oder Empathie oder die Fähigkeit zu echten Beziehungen ohne Achtsamkeit. Sie ist quasi der Kern all dieser Kompetenzen. Letztlich ist es nämlich diese Sichtweise auf die Welt, die es uns ermöglicht, hochkommende Gefühle zu identifizieren und sie bei Bedarf zu regulieren. Achtsamkeit ist gewissermaßen der Schlüssel, um sich aus alten, tief sitzenden Mustern zu befreien und endlich neue Wege zu beschreiten. Um ein Leben in Freiheit zu führen.

PRAXIS: MEISTERE DAS SPIEL DEINER EMOTIONEN UND GEFÜHLE

Um wieder Macht über unsere Gefühle zu bekommen, ist es von Bedeutung, zunächst einmal wieder Zugriff auf die dahintersteckenden Gedanken zu bekommen. Aber wie kannst du deine emotionalen Muster entlarven?

Übung

Emotionale Muster erkennt man in der Regel daran, dass hier die Gedanken und Gefühle letztlich dem Anlass nicht angemessen sind und man überreagiert, vielleicht sogar mit seiner Reaktion komplett am Auslöser vorbeizielt. Es ist fast so, als wärst du nicht mehr Herr deiner Selbst und ein Autopilot hätte das Steuer übernommen. Deine Reaktion läuft wie von alleine ab und du hast den Eindruck, sie gar nicht wirklich stoppen zu können.

Überlege, welches Gefühl dich besonders gerne aus der Fassung bringt und deinen Autopiloten auslöst. Es können auch mehrere sein, das entscheidest du.

Im nächsten Schritt konzentrierst du dich einmal ganz bewusst auf dieses Gefühl. Wann und in welcher Situation hast du es zum allerersten Mal gefühlt?

Gehe nun bitte wieder einmal auf deinen „inneren Berg" und wirf einen objektiven und möglichst neutralen Blick auf dieses Gefühl. Bewerte es nicht. Lass es einfach sein. Das ist in Ordnung! Immerhin war es schon einmal dein Lebensretter. Frage dich nur einmal, ob das Gefühl angemessen und realistisch ist.

Überlege bitte auch, ob es sich tatsächlich um dieses Gefühl handelt oder ob sich dahinter vielleicht ein ganz anderes verbirgt? Hinter Wut können sich beispielsweise auch Trauer oder Angst verbergen.

Nimm dir noch einmal ein wenig Zeit und überlege, wann du das Gefühl besonders stark empfindest und wann schwächer. Wie ist deine Stimmung jeweils? Bist du dann eher gut gelaunt und positiv oder eher schlecht gelaunt oder traurig?

Solltest du feststellen, dass du bei negativer Stimmung schlechter mit dem Gefühl umgehen kannst, ist eine Alternative gut. Überlege dir, welche Dinge dich glücklich machen – und wenn du das nächste Mal bemerkst, dass dich das Gefühl wieder vereinnahmen will, tust du genau das. Vom erfüllenden Hobby über Sport oder kreative Beschäftigungen bis hin zum Treffen mit Freunden mit viel Gelächter und guten Gesprächen ist alles möglich. Frage dich, was dir wirklich guttut, wenn dich alte Gefühle triggern.

Und natürlich: Akzeptiere die Existenz dieser Gefühle. Sie sind das Ergebnis alter Erfahrungen und wollen eigentlich nur das Beste für dich. Allerdings sind sie oftmals „übervorsichtig“, wie eine besorgte Glucke. Daher kann es sehr hilfreich sein, sich einmal mit dem Gefühl zu unterhalten. Sag ihm, dass du dankbar dafür bist, dass es sich so gut um dich kümmert. Frage es, was es für dich möchte, und höre ihm geduldig zu, ohne zu werten. Du kannst das Gefühl dann einmal freundlich bitten, die Situation einfach zu beobachten. Es darf gerne in deiner Nähe stehenbleiben und kann bei Bedarf jederzeit wieder eingreifen, um dich zu beschützen. Doch bis dahin wäre es schön, wenn es dich einmal selbst probieren lässt.

6
STURM IM KOPF? FINDE DEINEN ACHTSAMEN ANKER

„Das Paradies ist kein Ort; es ist ein Bewusstseinszustand.“

— SRI CHINMOY

Kennst du das auch? Wenn ein Urlaub anstand, habe ich ihm die letzten Tage im Job schon regelrecht entgegengefiebert. Oft genug war noch so viel zu erledigen, dass ich sogar Überstunden machen musste, um meinen Schreibtisch ordentlich zu hinterlassen. Aber das war in diesen Situationen für mich in Ordnung, schließlich wollte ich meinen Kollegen möglichst keine unfertigen Projekte und Aufträge hinterlassen. Da ich immer gerne als Ingenieur gearbeitet habe, hätte mir dies tatsächlich den Start in die Ferien „vermiest“, wie man es gelegentlich flapsig nennt. Aber mir war die Zeit für mich alleine und meine Familie so wichtig und so wertvoll, dass ich wirklich vom ersten Moment an abschalten wollte.

In dem Jahr, an das ich gerade denke, haben wir alle zusammen wunderbare 14 Tage auf der Nordseeinsel Sylt verbracht. Für mich fühlte es sich an, als wäre ich komplett aus der Zeit gefallen – das Meer, endlose Dünen, strahlend blauer Himmel, leuchtende Heckenrosen und über allem das Kreischen der Möwen. Als wäre eine Postkarte zum Leben erwacht. Und mittendrin meine Familie und ich. Kann man noch glücklicher und zufriedener sein? Bei der Abreise am Samstag verspürte ich tatsächlich Wehmut bei dem Gedanken, in zwei Tagen wieder in meinen Job zu starten. Aber als ich auf dem Autoreisezug über den Hindenburgdamm mitten durchs Watt aus dem Fenster unseres Wagens schaute und die Sonnenstrahlen sich im Meer spiegelten, war ich innerlich so ruhig, dass ich mir sicher war: Dieses Mal würde ich meinen Job endlich ruhiger angehen. Mich nicht wieder so von der Hektik und dem Stress vereinnahmen lassen. Nur die wenigsten Aufgaben sind schließlich so lebenswichtig, dass man sich ihretwegen unter Druck setzen muss. Sich über Mitarbeiter, Auftraggeber oder Zulieferer zu ärgern, ist in den meisten Fällen ja auch komplett unnötig, wenn man ehrlich ist, denn auch die stecken schließlich in ähnlichen Zwängen wie man selber. Und E-Mails oder Messenger-Anfragen brauchen doch nicht sofort beantwortet zu werden. Vielleicht kann ich mir ja stattdessen täglich ein Zeitfenster festlegen, das ich nur für das Antworten auf Nachrichten reserviere … Früher ohne Internet ging es doch auch. Und Briefe waren teilweise sogar zwei Tage unterwegs.

Das waren meine Gedanken, als ich mich innerlich so ruhig und zufrieden mit meiner Welt vom Urlaub verabschiedete. Als ich am Montag um acht Uhr im Büro erschien, gelang es mir tatsächlich, meine guten Vorsätze in die Tat umzusetzen. Ich war freundlich und gut gelaunt, hatte sogar ein entspanntes Lächeln auf den Lippen, als ich meinen Rechner anschaltete und die knapp 200 E-Mails sah. Etliche hatten einen Hinweis in Großbuchstaben „EILT!“, nicht wenige ein knallrotes Ausrufezeichen. Eine Begrüßung, die meinen Puls normalerweise sofort in die Höhe getrieben hätte. Doch an diesem Morgen konnte mich das nicht triggern, schließlich war ich bestens gelaunt, entspannt und hatte zudem lange an meiner inneren Einstellung gearbeitet. Selbst als ich feststellte, dass mein Schreibtisch total durcheinander gewühlt worden war und ausgerechnet meine Lieblingsstifte alle fehlten, war ich gelassen wie Buddha persönlich. Auch der erste Anruf, in dem sich direkt ein wichtiger Kunde über meine Urlaubsvertretung beschwerte, ließ meine Zuversicht nicht entgleiten. Immerhin hatte ich den festen Vorsatz, mich dieses Mal nicht mehr stressen zu lassen.

Um es kurz zu machen: Der gute Vorsatz hielt bis 10:59 Uhr. Da kam meine Urlaubsvertretung zu mir und machte einen sichtlich nervösen Eindruck. Was mein Vertreter mir dann beichtete, war quasi das Todesurteil für meine neue Gelassenheit. Schlagartig stieg mein Puls auf 180 und mir brach der Schweiß aus. Keine Ahnung, wie ich das wieder geradebiegen sollte! Ausgerechnet ein Fehler bei unserem wichtigsten Auftraggeber! Ein Desaster! Wenn man nicht alles immer selber macht …!

Und schon war ich direkt wieder drin in meinem persönlichen Stress-Hamsterrad und lief und lief, so schnell ich eben konnte.

Eine Zeit lang gab ich mir für mein vermeintliches „Versagen" selbst die Schuld. Ich dachte, nur ich wäre so wenig belastbar und wäre nicht dazu in der Lage, auf eine gesunde Art und Weise mit Stress umzugehen. Bis ich mich zunehmend mit dem Thema befasste. Letztlich waren es offizielle Statistiken, die mich auf den Boden der Tatsachen zurückholten und mir die Augen öffneten. Stress ist in Wahrheit für die meisten Menschen zu einem ernstzunehmenden Problem geworden. Die Zahlen sprechen eine klare Sprache.

Laut der aktuellsten Studie hierzu aus dem Jahr 2021 (Techniker Krankenkasse) fühlen sich in Deutschland zwei von drei (!) Menschen durch Stress belastet. Entsprechend ist auch die Anzahl der stressbedingten Krankschreibungen in den letzten Jahren rasant angestiegen. Besonders hoch ist der Stresspegel demnach bei Frauen, die Kinder und ihren Job unter einen Hut bringen wollen. Kein Wunder, denn sie sitzen wirklich zwischen zwei Stühlen.

Ansonsten haben Frauen (63 %) im Vergleich zu Männern (58 %) häufiger Probleme mit Stress. Dabei ist die Gruppe der 30- bis 39-Jährigen besonders betroffen, immerhin geht es hier vornehmlich an die Familienplanung. Demgegenüber empfinden Personen über 50 laut Statistik häufiger viel Stress im Job; sie fühlen sich zumeist durch neue Aufgaben oder Arbeitsweisen unter Druck gesetzt, da ihnen die Umstellung nicht mehr ganz so leicht wie den Jüngeren fällt. Im höheren Alter ist darüber hinaus ein weiterer interessanter Effekt zu beobachten: Es stellt sich tendenziell eine altersbedingte Gelassenheit ein, durch die sich viele weniger aus der Ruhe bringen lassen. Möglicherweise ist dies auch einer der Faktoren, der darüber hinaus bewirkt, dass mit zunehmendem Alter die Auswirkungen psychischer Erkrankungen sich häufig von alleine abmildern. Jüngere Männer und Frauen haben jedoch oft andere Bedürfnisse, die ins Gewicht fallen. So lässt sich beobachten, dass sie bewusst Stress im Job vermeiden wollen und den Fokus auf eine gesunde Work-Life-Balance legen sowie Zeit für die Familie haben wollen.

Interessanterweise weist die Studie auch regionale Unterschiede in Bezug auf das Stressempfinden nach. Je nördlicher man lebt, desto besser kommt man offenbar mit Stress zurecht. Die angebliche nordische Gelassenheit womöglich? Tatsächlich klagen im Norden nur 54 % der Befragten über Stress, in Bayern waren es dagegen 66 % und in Baden-Württemberg sogar stolze 68 %.

Dabei ist nicht die Rede von dem „guten" Stress, der uns belebt und uns zu Höchstleistungen beflügelt. Der sogenannte Eustress – im Gegensatz zum negativ empfundenen Disstress – verleiht uns sogar neue Energie und sorgt dafür, dass wir uns hellwach und quicklebendig fühlen. In einer Studie der Stanford University stellte sich heraus, dass unser Körper wirklich unterschiedlich auf einen Stressor reagiert, je nachdem, wie wir diesen für uns bewerten. Bei positivem, belebendem Stress steigt der Cortisol-Spiegel in uns wesentlich geringer an als bei negativem Stress. Zudem fällt die Stressreaktion unseres Körpers auch weniger intensiv sowie zeitlich sehr viel kürzer aus. Unser Körper bleibt also in diesem Fall wesentlich entspannter. Der Knackpunkt scheint also vielmehr zu sein, wie wir in unserem Kopf einen Stressor, einen potenziell stressauslösenden, wie auch immer gearteten Reiz, **bewerten**. Ob etwas Stress ist oder nicht, entscheiden wir selbst.

Daher ist auch genau unser Gefühl der beste Indikator, um zu wissen, mit welcher Art von Belastung wir es gerade zu tun haben. Falls du dir dennoch unsicher sein solltest oder es schlicht genauer wissen möchtest, kannst du anhand dieser Fragen herausfinden, wo du stehst. Dafür werden die vier Stressebenen genauer betrachtet:

- Körperliche Ebene: Empfinde ich Anspannung im Körper? Habe ich einen schnelleren Herzschlag als üblich? Schwitze ich gerade, ohne dass ich körperlich aktiv war?
- Gedankliche Ebene: Gehen mir gerade negative Gedanken durch den Kopf in der Art „Das kriege ich sowieso nicht hin" oder „Das ist mir einfach alles viel zu viel"?
- Gefühlsebene: Fühle ich mich müde, überfordert, trostlos, lustlos, schlapp?
- Verhaltensebene: Fühle ich mich gereizt bzw. reagiere ich so auf andere? Unterbreche ich andere aus Ungeduld? Arbeite ich hektisch und gönne mir keine Pausen zum Nachdenken oder Kontrollieren?

Solltest du feststellen, dass du die Fragen auf mindestens einer Stressebene mit Ja beantwortest, dann solltest du dringend einen Gang zurückschalten. Denn das ist ein eindeutiges Indiz dafür, dass du gerade sehr belastet bist. Am besten ist es, jetzt eine Pause zu machen und zu überlegen, wie du die Sache, die sich so unter Stress setzt, ändern könntest.

Durch unsere digitale Entwicklung wird dabei vor allem über den sogenannten „Always-on-Stress" geklagt. Wir alle müssen inzwischen gefühlt permanent erreichbar sein und umgehend auf Nachrichten reagieren. Es gehört fast schon dazu, dass einem der Chef am späten Abend oder im wohlverdienten Urlaub eine WhatsApp schickt und zeitnah eine Antwort erwartet. Vor dem Einschlafen checken wir unsere E-Mails und der erste Blick nach dem Aufwachen gilt wieder unserem Smartphone. Dauernd „on" zu sein, in zweierlei Sinne, führt jedoch dazu, dass wir die wichtigen Erholungsphasen nicht mehr haben. Der Körper läuft permanent auf Hochtouren und verschleißt dabei immens. Und befinden wir uns erstmal in der Stressfalle, dann kann es eine ganze Weile dauern, bis wir uns vollumfänglich davon wieder erholen.

Die Folge: Immer mehr Menschen kämpfen durch unseren zunehmend rasanter werdenden Lebensstil mit allgemeiner Unzufriedenheit, Bluthochdruck, einem schlechten Immunsystem, Schlafstörungen und Burn-out. Dauerstress, der auch als solcher bzw. als negativer Stress empfunden wird, schadet auf längere Sicht sowohl unserer psychischen als auch physischen Gesundheit.

Übrigens reicht es sogar bereits aus, an Stress zu denken, damit der Körper in den Stressmodus geht, das wurde in einer Studie mit 175 Probanden eindrucksvoll nachgewiesen. Hierbei mussten die Teilnehmer fünfmal pro Tag an Sachen und Situationen denken, die für sie stressig waren. Prompt stiegen jedes Mal die körperlichen Werte an, die auch im Rahmen einer tatsächlichen Stresssituation vermehrt verzeichnet werden. Ein handfesteres Beispiel: Wenn du am nächsten Morgen etwa eine wichtige Besprechung bei der Arbeit hast oder du vielleicht ein unangenehmes Gespräch mit dem Lehrer deines Kindes führen musst und abends daran denkst, ist dein Körper sofort im Stressmodus. Das heißt: Genau wie in einer richtigen Stresssituation, etwa wenn du im Zoo in den Bärenkäfig fällst oder von einem nicht angeleinten, knurrenden Hund verfolgt wirst, reagiert dein Körper direkt mit einem uralten Programm, das uns seit Beginn unserer Art bei Bedrohungen geholfen hat. Es geht um das Programm „Kampf oder Flucht". Für extrem bedrohliche Situationen sind in uns zwei mögliche Reaktionen installiert: entweder das Heil in der Flucht suchen (wenn man schnell genug weglaufen kann) oder aber sich zum Kampf stellen, falls einem kein anderer Ausweg bleibt.

So oder so sind beide Optionen Handlungen, die eine blitzschnelle Reaktionsbereitschaft erfordern, denn Stress ist ein kurzzeitiger starker Energieanstieg. Dazu werden binnen Millisekunden von unserem Körper Neurotransmitter ausgeschüttet, die unser Nervensystem aktivieren. Außerdem wird unser Blutfluss in die Muskeln umgeleitet, denn diese werden sowohl bei Kampf als auch Flucht benötigt. Hilfreich hierbei sind die nun ebenfalls in größeren Mengen freigesetzten Hormone Adrenalin und Cortisol. Sie liefern die zusätzliche Energie, die für eine schnelle Flucht nötig sind.

In diesem Zusammenhang schlägt auch unser Herz schneller, der Blutdruck steigt an, die Pupillen werden größer und unser Atem geht stoßweise. Weil sie in so einer Situation nur hinderlich wäre, wird im Gegenzug unsere Verdauung heruntergefahren. Für etwa 15 Minuten ist unser Körper unter Strom, um unser Überleben zu sichern.

Jedenfalls damals, als wir noch mit Säbelzahntigern und Mammuts konfrontiert waren. Inzwischen sind unsere Lebensumstände natürlich deutlich sicherer geworden, doch unser Urzeit-Stress-Programm steckt nach wie vor in uns – und sucht sich andere vermeintliche Bedrohungen. Das, was wir heutzutage als stressig empfinden. Etwa ständige Erreichbarkeit oder die Suche nach einem Parkplatz. Da durch unseren rasanten Alltag häufig die Möglichkeit fehlt, das System wieder herunterzufahren und zu entspannen, leben viele Menschen und permanentem Stress. Die andauernd ausgeschütteten Hormone Adrenalin und Cortisol versetzen unser Immunsystem in eine andauernde Alarmbereitschaft und sind eine Belastung für unser Herz-Kreislauf-System. Doch das ist noch nicht alles: Auch unser Gehirn arbeitet ständig auf Hochtouren, macht uns reizbar. Aber hat es keine Gelegenheit abzuschalten, sinken nicht nur unsere Kreativität und Flexibilität, sondern wir werden lustlos oder sogar depressiv. Körper und Seele holen sich dann mit Macht eine Auszeit, doch diese ist keine wirkliche Erholung. So setzt sich der Kreislauf fort und fort. Und selbst mit Therapien braucht es lange, bis wir uns von solchen Folgen erholen.

Dir ist sicherlich aber auch schon aufgefallen, dass Menschen nicht alle gleich auf Stress reagieren. Selbst wenn sie mit den gleichen Stressoren, also stressauslösenden Reizen, konfrontiert werden, so fällt die Art und Weise des Umgangs damit von Mensch zu Mensch verschieden aus. Nehmen wir beispielsweise einmal die lange Schlange an der Kasse im Supermarkt. Du bist auf dem Weg nach Hause und wirst dort bereits dringend erwartet. Natürlich ist an diesem Abend nur eine einzige Kasse auf und genau in diesem Moment, wo du anstehst, muss die Papierrolle für die Kassenzettel gewechselt werden. Volltreffer!

Alle Personen, die an der Kasse warten, sind in derselben Situation gefangen – dennoch können sie unterschiedliche Strategien habe, damit umzugehen. Vielleicht wird der gestresste Manager sich lautstark beschweren und nach dem Geschäftsführer rufen. Der Nächste holt einfach nur kommentarlos das Smartphone raus und beginnt hektisch zu tippen. Wieder ein anderer knabbert stumm an den Fingernägeln herum und ein weiterer stellt mit einem lauten Wumms den Einkaufskorb auf den Boden und läuft wutschnaubend ohne die Besorgungen aus dem Laden. Temperamentabhängig? Jein. So einem großen Teil hängt die Art unseres Umgangs mit Stressoren davon ab, welche Ressourcen mir zur Verfügung stehen, um ihn zu bewältigen. Mit Ressourcen sind in diesem Zusammenhang die mentalen Muster gemeint, die ich als Kind verinnerlicht habe.

Hat man beispielsweise zu Hause gelernt, dass es im Leben auf gute Leistung ankommt, wird man vielleicht künftig immer das Bedürfnis haben, alles perfekt machen zu wollen. Hohe Ansprüche an sich selbst können allerdings bei Stressbelastung ein regelrechter Angstauslöser sein. Kann ich in der Situation bestehen, lautet die zentrale Frage, wenn ein Mensch so tickt. Haben unsere Eltern in vergleichbaren Momenten etwa ungehalten reagiert und haben herumgeschimpft, so werden wir später in der Regel ebenfalls lautstark unseren Unmut kundtun.

Allerdings sollte uns eins aufmerken lassen: Es gibt eben auch die andere Gruppe der Menschen, die nicht in die Stressfalle tappt, sondern vielmehr eine Art und Weise gefunden haben, mit Belastungen so umzugehen, dass sie keinen Schaden dadurch nehmen. Offenbar gibt es also eine bessere Möglichkeit der Stressbewältigung, mit der wir sowohl das innere Gleichgewicht zurückgewinnen, als auch generell unsere Anfälligkeit für Stress reduzieren können.

Ich denke, meine Antwort wird dich jetzt nicht wirklich überraschen. Ja, genau, Achtsamkeit ist ein wunderbares Mittel, um sich auch in schwierigen und belastenden Situationen nicht aus dem inneren Gleichgewicht bringen zu lassen. Deshalb rückt diese Form der wohlwollenden Konzentration auf das Hier und Jetzt immer mehr in den Fokus. Absolut zu Recht, wie ich finde.

DER HEILENDE TOUCH DER ACHTSAMKEIT BEI STURMFLUTEN

Ein paar Fakten gefällig? Für mich persönlich sind handfeste Belege meist überzeugender als „gefühlte Wahrheiten“ in der Art: Der Freund eines Onkels meiner Bekannten hat gesagt, dass Meditieren ganz toll gegen Stress hilft. Für mich hat es immer etwas von einem Gütesiegel, wenn ich weiß, dass unabhängige Forscher sich mit einer Sache eingehend befasst und aus ihren Ergebnissen Schlüsse gezogen haben. Durch mein Studium weiß ich einfach, dass bei solchen Untersuchungen streng darauf geachtet wird, dass alles mit rechten Dingen zugeht, wie es so schön heißt. Außerdem wird eine genügend große Anzahl von Tests gemacht, damit eine Studie wirklich eine Aussagekraft hat.

Und genau solche Fakten belegen sehr eindrücklich, welche Wirkung die Achtsamkeitsmeditation im Allgemeinen und Achtsamkeit im Speziellen auf unsere Psyche sowie unseren Körper hat. Was herauskommt, ist wirklich sehr spannend.

- Unser Wohlbefinden verbessert sich generell – seelisch (z. B. Depressionen oder Ängste) und körperlich (etwa das Immunsystem).
- Wir können uns sowohl besser konzentrieren als auch entspannen.
- Wir kommen besser mit negativen Gefühlen klar.
- Wir erkennen schneller und besser, wann wir unter Stress geraten.
- Wir sind nicht mehr hilflos, sondern finden Handlungsalternativen.
- Wir können Vorsorge treffen, um Stress vorzubeugen und ihn besser in den Griff zu bekommen.
- Unser Selbstvertrauen und unsere Akzeptanz wachsen.
- Wir haben mehr Lebensfreude und sind vitaler.

Liest sich fast zu schön, um wahr zu sein? Dennoch handelt es sich um Fakten, die bereits mehrfach belegt worden sind. So haben wir es in der Hand, durch regelmäßige Achtsamkeitsmeditation den Stresshormon-Level in unserem Körper selbst zu senken. Anhand von Haaranalysen konnten Forscher des Leipziger Max-Planck-Instituts für Kognitionsforschung sogar nachweisen, dass tägliche Achtsamkeitsübungen den Level von Langzeitstress um ein Viertel senken! Dies ließ sich anhand der in den Haaren der Testpersonen abgelagerten Stresshormone eindrucksvoll festhalten.

Dass es funktioniert, dieses Wissen ist allerdings nicht ganz neu. Schon der „Erfinder" der modernen Achtsamkeitsmeditation – oder auch Mindfulness – hat die Technik genau deshalb zur Stressreduktion genutzt. Der US-amerikanische Prof. Dr. Jon Kabat-Zinn befasste sich in den 70er-Jahren sehr intensiv mit den Möglichkeiten von Meditation im Allgemeinen sowie der Achtsamkeitsmeditation im Speziellen. Das Ergebnis war das MBSR-Programm (MBSR = Mindfulness based stress reduction). Hierbei handelt es sich um ein 8-wöchiges Meditationsprogramm zur Stressreduktion, das sich auch heute noch großer Beliebtheit erfreut. Ziel der hier gelehrten Meditation ist es, die eigene Aufmerksamkeit auf das Hier und Jetzt zu richten und einfach nur wahrzunehmen, was man gerade denkt und spürt. Der zentrale Punkt dabei ist es, während der Meditation wahrzunehmen, aber ohne zu bewerten. Und genau hier schließt sich der Kreis zum Stress. Wie bereits erwähnt sind es in der Regel nicht die Dinge, Gefühle oder Gedanken an sich, die uns Stress machen, sondern es sind unsere Gedanken darüber. Wenn wir etwas als stressig bewerten, wird unser Körper entsprechend reagieren und Stresshormone ausschütten. Dann geht der ganze leidige Teufelskreis wieder los. Umgekehrt bleiben wir deutlich entspannter oder gleich völlig relaxt, wenn wir die Dinge einfach sein lassen, wie sie sind und auf eine Bewertung verzichten. Oder auch darauf verzichten, sie unbedingt ändern zu wollen. Der Unterschied entsteht in unserem Denken und durch unseren Blick auf die Welt um uns. Unsere Selbstwahrnehmung ist ganz entscheidend in diesem Zusammenhang. Ändern wir sie und richten unseren Blick auf die Welt und uns selbst neu aus, so nehmen wir uns und den Moment besser wahr. Das wiederum ist deine Chance: Diese Entspannungsmomente sind dein Rettungsanker, wenn sich Stress anbahnt. Du kannst ihn einfach von dir abperlen lassen, wenn du mit dem Blick von deinem inneren Berg aus, darauf schaust und nur wahrnimmst.

Auch wenn es sich sehr einfach anhört bzw. liest: Natürlich ändert man seine Sichtweise auf seine persönlichen Stressoren nicht von jetzt auf gleich. Um Achtsamkeit effektiv gegen Stress anwenden zu können, musst du dir Zeit nehmen und dich auf den Prozess einlassen. Es sind viele Wiederholungen und Übungen nötig, bis man sein Verhalten ändert. Aber das ist völlig normal. Allerdings vergessen wir das meist durch den immensen inneren Druck, unter dem wir bei großem Stress häufig stehen. Klappt unser „Gegenmittel“ nicht sofort, sind wir frustriert und zweifeln alles an, anstatt uns bewusst zu machen, dass wir vielleicht schlicht und ergreifend noch ein wenig mehr Übung brauchen, damit wir anders und besser mit unserem auslösenden Reiz umgehen. Aber genau diese Gelassenheit lehrt uns ebenfalls die Achtsamkeitsmeditation – wir müssen uns nur auf den Weg machen.

Falls du auch dazu neigst, dass deine Gedanken nie so richtig im jetzigen Moment sind, sondern du dich über die Zukunft sorgst und vielleicht etwas in der Vergangenheit bedauerst, sobald du etwas Freiraum hast, dann ist Achtsamkeit perfekt für dich. Denn damit beruhigst du deine Gedanken nachhaltig. Wie oft habe ich in der Schlange an der Kasse im Supermarkt oder beim Abwaschen noch darüber nachgedacht, wie ich eine Präsentation besser gestalte oder wie ich noch schnell einen Werkstatttermin für das Auto eingebaut bekomme vor der nächsten Dienstreise! Oder wie oft habe ich die kostbare Zeit, wenn ich meine Kinder abends ins Bett brachte, mit Grübeleien gefüllt, statt voll und ganz bei ihnen zu sein in den Augenblicken! Dabei ging es meist um Belanglosigkeiten: Welche E-Mails ich noch beantworten muss oder die Sekretärin wirklich daran gedacht hat, den Besprechungsraum für mich zu reservieren für das wichtige Kundengespräch.

Wenn ich das heute so schreibe, schäme ich mich fast schon ein wenig dafür, nie ganz bei dem gewesen zu sein, was ich gerade tat. Insbesondere den Menschen in meinem Leben gegenüber, erscheint mir das inzwischen mehr als unfair. Von dem ganzen Stress, den ich mir damit selber gemacht habe zu allem Überfluss, einmal ganz zu schweigen. Ich kann dir nur raten, schneller als ich es tat, in den Modus der Achtsamkeit zu kommen und den inneren Autopiloten auszuschalten. Lass deine Gewohnheiten hinter dir, denn wenn du immer dieselben Wege gehst, wirst du natürlich auch stets das gleiche Ergebnis erhalten. Höre auf zu bewerten, nicht das „was passiert“ ist von Bedeutung, sondern die Art und Weise, wie wir bewerten.

Das gilt umso mehr, je rasanter dein Alltag ist. Im Management geht es oft genug heiß her, ebenso in einer Familie. Termine, Termine, Termine! Und alle wollen, dass du genau JETZT eine Entscheidung triffst …! Wenn es dir so geht und du für dich persönlicher förderlicher mit dem negativen Stress umgehen möchtest, dann ist es wirklich elementar wichtig, regelmäßige Pausen für Achtsamkeitsmeditation einzubauen in deinen Alltag. Schon drei bis zehn Minuten sind bereits ausreichend und effektiv. So bleibst du in Kontakt mit dir selbst und kannst zugleich Stress und Druck nachhaltig reduzieren.

DEINE WAFFEN GEGEN DEN ALLTÄGLICHEN STRESS

Leider gibt es keinen Anti-Stress-Knopf, auf den man drücken kann, wenn einem gerade mal wieder alles zu viel wird. Oder sagen wir mal so: Falls du ihn irgendwann einmal durch Zufall entdecken solltest, würde ich mich sehr über deine Nachricht freuen! Bis dahin, fürchte ich, müssen wir uns andere Wege suchen, um Stressbelastungen zu senken.

Die typischen Dinge, die regelmäßig bei uns Stress auslösen (Stressoren), sind u. a. Zeitdruck, Konflikte mit anderen Menschen (vom kontrollsüchtigen Chef über intrigante Kollegen bis hin zu nervigen Kunden und anderen mehr) oder auch Störungen, wenn wir uns gerade auf etwas konzentrieren müssen. Ob wir dann aber einfach nur mit den Schultern zucken und weitermachen oder aber genervt und gestresst reagieren, das hängt von unserer Bewertung des Stressors ab. Ein typisches Beispiel dafür: Es ist Sommer, die Sonne scheint und das Thermometer steigt auf über 30 Grad. Der Stressor ist also für alle gleich. Je nachdem wie man die Hitze bewertet, fällt der Umgang damit aus. Der eine freut sich und kramt sofort die Badesachen raus und radelt ins Freibad, der andere dagegen beschwert sich über die schreckliche Hitze.

Letztlich haben wir drei Optionen, um mit potenziell stressauslösenden Reizen umzugehen:

- Ich kann etwas dagegen tun und den Stressor vielleicht beseitigen.
- Ich kann meine Bewertung verändern.
- Ich kann Einfluss nehmen auf meine Stressreaktion.

Fühle ich mich bei der Arbeit durch viele Termine und Aufgaben unter Druck gesetzt und muss zudem noch die Kinder von der Schule abholen, so habe ich verschiedene Möglichkeiten damit umzugehen.

- Ich kann früher aufstehen und verlängere meine Arbeitszeit an dem Tag.
- Ich delegiere Termine oder Aufgaben an andere.
- Ich bitte jemanden aus meiner Familie, die Kinder abzuholen und sie zu betreuen, bis ich meine Aufgaben geschafft habe.
- Ich belege einen Kurs, um Tätigkeiten schneller zu bewältigen, eventuell durch die Auffrischung meiner PC-Kenntnisse.
- Ich senke meine Ansprüche an mich selbst. Ich muss nicht alles 150 %-ig erledigen.
- Ich achte auf genügend Erholungspausen und Entspannung, etwa durch Genuss, Treffen mit Freunden, meine Hobbys.
- Ich darf Nein sagen und für mich selber einstehen, wenn ich das wertschätzend kommuniziere.
- Ich darf auf meine Bedürfnisse achten und mir Gutes tun.

Da wir leider nicht immer sämtliche Stressoren umgehen oder ausschalten können, sind Pausen und Erholungsphasen von allergrößter Bedeutung für uns. Je besser es dir gelingt abzuschalten und zu entspannen, desto eher kommst du wieder in dein inneres Gleichgewicht und ruhst in dir.

Eine gute Idee ist es insofern ebenfalls, eine Art Notfallplan parat zu haben, wenn du merkst, dass dich der Stress zu überrollen droht und das Gedankenkarussell in deinem Kopf gerade richtig Fahrt aufnimmt. Insbesondere wenn du Probleme mit chronischem Stress hast, solltest du dir überlegen, wie du das nötige Gleichgewicht in deinem Leben herstellen kannst. Frage dich, was dazu nötig wäre, um wirklich zu relaxen.

Eine Sichtweise, die mir persönlich sehr weitergeholfen hat, um wieder ein Gefühl dafür zu bekommen, wie viel Energie mein innerer Gelassenheits-Akku noch aufweist, ist das Bild des inneren Fasses. Jeder von uns hat in seinem Inneren eine Art Energiefass. Wenn wir mit uns selbst im Reinen, zufrieden und gelassen sind, dann ist dieses Fass randvoll gefüllt. Für jede Kleinigkeit, die uns nervt oder anstrengt – von roten Ampeln über zu kurzfristige Deadlines bei Job-Projekten bis hin zum Kratzer im Autolack – fließt etwas von dieser Energie ab. Das Fass leert sich nach und nach. Nun ist es an uns selbst, dieses Fass immer wieder aufzufüllen. Das geht am besten mit Dingen, die uns guttun und die uns Spaß machen. Vielleicht ein Kinobesuch mit Freunden oder ein Treffen in der Eisdiele. Vielleicht auch Sport, bei dem wir uns so richtig auspowern. Oder ein schönes, entspannendes Bad mit einem Prosecco in der Hand und jeder Menge Kerzen um die Wanne. Vielleicht ist es aber auch ein Kurzurlaub an der See oder einfach nur ein Moment, um die Hände nach dem langen Tippen auf der Tastatur auszuschütteln. Was es genau ist, dass dir guttut, ist völlig individuell. Wichtig ist letztlich nur, dass du stets darauf achtest, dein inneres Energiefass immer gut gefüllt zu halten.

Für Stress, der sich langfristig abzeichnet, lässt sich in der Regel ziemlich einfach eine Umgangsform finden. Immerhin hat man ja genügend Zeit, sich darauf vorzubereiten und Lösungsmöglichkeiten zu finden. Und wenn es nur bedeutet, dass man den potenziellen Stressfaktor schlicht umgeht. Das ist vielleicht nicht immer fair, aber als Notlösung im Prinzip denkbar. Ich wette, die meisten haben schon einmal geflunkert, weil sie einem unliebsamen Treffen aus dem Wege gehen wollten. Ganz ehrlich, ich habe das tatsächlich schon gemacht, etwa weil ich beruflich so eingespannt war, dass mich ein Verwandtentreffen in meiner knappen Freizeit einfach zu sehr gestresst hätte. Unglücklicherweise habe ich irgendwann gelernt, dass die Ausrede-Taktik nicht immer die Lösung ist, denn ich neige dazu, hinterher ein schlechtes Gewissen zu haben. Und dann verpufft selbst die tollste Erholung im Spa oder auf meiner herrlich sonnigen Terrasse mit einem guten Buch und einem schönen Glas Rotwein. Egal, welche Entscheidung wir treffen, es gibt stets Konsequenzen. Und wir sollten ein Gespür dafür bekommen, was uns langfristig guttut.

Eine größere Klemme war für mich lange Zeit Stress, in den ich unerwartet und plötzlich hineingeriet. Akuter Stress hat nämlich die Tendenz, uns derart zu überrumpeln, dass wir unseren Kopf gar nicht mehr einschalten und nur reagieren. Dann wieder zu mir zu kommen oder vielmehr bei mir zu bleiben, glich gerne mal der sprichwörtlichen Quadratur des Kreises. Es war schlicht unmöglich für mich. Ich wurde vom Stress regelrecht überflutet, fast so, als würde eine gigantische Welle über mir zusammenbrechen und mich mit sich mitreißen. Die dabei in mir aufkeimende Hilflosigkeit war natürlich kein angenehmes Gefühl. Wer möchte sich schon gerne das Ruder im eigenen Leben aus der Hand nehmen lassen? Genau, niemand.

Umso überraschter war ich, als ich von einer Psychologin ein paar wirklich unfassbar simple Tipps an die Hand bekam, wie man trotz akutem Stress gelassen bleiben kann. Ironischerweise habe ich die Dame auf einem Verwandtentreffen kennengelernt, für das mir ausnahmsweise keine gute Ausrede eingefallen war. Sie war die neue Partnerin eines entfernten Cousins. Oder war es ein Neffe?

In einer akuten Stresssituation schaltet unser Körper in den urzeitlichen Kampf-oder-Flucht-Modus um und er wird mit Stresshormonen geflutet. Während die einen nun abwarten, bis diese endlich abgebaut sind, nutzen Clevere eine ganz andere, aber hocheffektive Strategie: Sie bewegen sich. Stresshormone lassen sich gut durch Bewegung abbauen. Etwa indem man in der Mittagspause eine Runde spazieren geht, eine kleine Radtour unternimmt oder schlicht und ergreifend seine Hände ordentlich ausschüttelt.

Alternativ können Sie natürlich auch meditieren und so Ihr Gedankenkarussell wieder stoppen oder gegen den Stress anatmen. Letzteres ist eine wunderbare Methode, die etwa in Job-Meetings hervorragend die Stimmung retten kann. In meinem Fall hat diese Atemtechnik sogar den einen oder anderen Elternabend in der Schule gerettet. Es ist ganz einfach, Sie müssen sich nur 2-2-4 merken.

- Sie atmen zwei Sekunden lang ein.
- Sie halten zwei Sekunden lang den Atem an.
- Sie atmen vier Sekunden lang aus.

Schon ein paar Atemzüge später fällt Ihnen auf, dass die Anspannung deutlich reduziert ist und Ihre Gedanken durch die Konzentration rein auf das Luftholen, das anhalten und wieder entweichen lassen der Atemluft wieder im Hier und Jetzt sind. Es ist quasi wie eine Mini-Auszeit, die Sie sich jedes Mal genau dann gönnen können, wenn es wieder heiß hergeht.

Ein weiterer negativer „Klassiker" in Sachen Stress sind leicht panische Gedanken in der Art: Wie soll ich das bloß bis nachher/morgen/nächste Woche o. Ä. schaffen? Termindruck kann einen leicht mal extrem unter Stress setzen, sodass man sich teilweise sogar selbst blockiert. Vor meiner Diplomprüfung an der Uni war ich derart nervös, dass ich ganze Papierstapel an Notizen hatte, die ich alle auswendig lernen wollte. Für mich hing von dieser Prüfung wirklich einiges ab, nicht nur, um meinen Wunschjob zu bekommen, sondern auch mental. Ich wollte mir selbst beweisen, dass ich es kann. Außerdem wollte ich, dass meine Eltern stolz auf mich sind. Immerhin war es nicht leicht für sie gewesen, mir mein Wunschstudium zu finanzieren. Eine Woche vor der mündlichen Prüfung dann die Katastrophe: Nachmittags stellte ich fest, dass ich mein Lernpensum auf keinen Fall schaffen würde. Es war vom Umfang her schlicht nicht möglich. Als mir das glasklar bewusst wurde, eskalierte mein Körper. Die nächsten Stunden kotzte ich mir wortwörtlich die Seele aus dem Leib. Und während ich da saß und würgte, ärgerte ich mich über mich selbst. Denn diese Zeit fehlte mir ja schließlich wieder zum Lernen …

Falls Sie auch manchmal in Situationen geraten, in denen eine innere Stimme Ihnen zuflüstert „Das kannst du unmöglich bis XY schaffen", sollten Sie die 10-10-10-Notfallregel anwenden. Sie wird Ihnen helfen, gedanklich wieder auf Distanz zum Stressfaktor zu gehen. Dazu müssen Sie sich lediglich drei simple Fragen stellen:

- Wie würde ich hierüber in zehn Tagen denken?
- Wie würde mein Urteil über das Ganze in zehn Wochen lauten?
- Wie würde ich die Situation in zehn Monaten bewerten?

Anstatt einfach nur in der Situation zu reagieren, helfen uns diese drei Fragen dabei, innerlich einen Schritt zurückzutreten und einen Blick auf die ganze Sachlage zu werfen. Denn um die Angelegenheit zu bewerten, ist eine objektivere und daher auch distanziertere Sicht erforderlich. Der berühmte Blick vom Berg herab, den ich bereits öfter als Beispielbild bemüht habe. Je objektiver wir aber auf Situationen blicken, desto ruhiger werden wir und desto entspannter werden wir zudem.

Einen weiteren entscheidenden Punkt im Umgang mit Stress verlieren wir alle ebenfalls gerne aus den Augen: Stress ist etwas zutiefst Persönliches. Aufgrund der Tatsache, dass wir alle Unikate sind, die eine ganz einzigartige Vorgeschichte mit zutiefst persönlichen Höhen und Tiefen haben, empfindet jeder von uns Stress anders. Was für mich der schlimmste Stress überhaupt ist, darüber lächelt ein anderer möglicherweise nur amüsiert. Jeder hat unterschiedliche Triggerpunkte und nur, wenn diese aktiviert werden, wird die körperliche Antwort auf einen Stressor ausgelöst. Während der eine schier ausflippt, weil er auf dem Weg zu einem wichtigen Geschäftstermin ist und der Zug einen unplanmäßigen Halt auf freier Strecke einlegt, ist ein anderer vielleicht im Himmel. Etwa weil es für diese Person nichts Schöneres gibt als Zugfahren und sie es bedauert, nicht Lokführer geworden zu sein. Es gibt zahllose Beispiele für solche Konstellationen. Was für uns ein Stressor ist, das ist für jeden unterschiedlich. Fast schon logisch, dass es ebenso kein Patentrezept gibt, dass bei jedem perfekt gegen Stress hilft.

Die wirkliche Lösung gegen Stress? Lerne dich selber besser kennen und finde heraus, welche Stressoren dich triggern. Gehe also achtsam mit dir, deinen Gedanken und körperlichen Reaktionen in unterschiedlichen Situationen um. Wann keimt Stress in dir auf? Wann nicht? Je besser du dich selber kennst, desto einfacher wird es für dich, Stress zu „entzaubern“ und in vielen bislang kritischen Momenten deutlich entspannter zu bleiben. Aber bitte: Bleib realistisch und gib dir selber genug Zeit für diese Lernerfahrung. Nachhaltiges Umdenken klappt nicht von jetzt auch gleich. Immerhin wurde Rom ja auch nicht an einem Tag erbaut. Um echte Umwälzungen in unserem Denken und Handeln zu bewirken, sollte man sich so viel Zeit lassen, wie nötig ist. „Nur net hudele“, wie die Schwaben so treffend sagen.

PRAXIS: DEINE RETTUNGSWESTE IN STÜRMISCHEN ZEITEN

Die Kernfrage, wenn es um Stress geht, ist natürlich nach wie vor: Wie schaffe ich es, mich künftig nicht mehr so stressen zu lassen bzw. Stress vorzubeugen, sodass er gar nicht erst in mir aufkommt. Tatsächlich gibt es einen Weg, für den du nicht einmal ein buddhistischer Mönch oder ein Yogi werden musst. Alles steht und fällt letztlich mit einem guten Plan. Wobei man sich klar darüber sein sollte, dass die Stressvorbeugung eine Angelegenheit ist, die uns am besten täglich begleiten und zur zweiten Natur werden sollte.

Insgesamt sind es fünf Schritte, die dir helfen, Stress vorzubeugen. Keine Sorge, du musst nicht alle Schritte jeden Tag aufs Neue durchlaufen. Es macht allerdings Sinn, sich am Anfang ein wenig intensiver damit auseinanderzusetzen. Sobald du eine Basis geschaffen hast, wird es ausreichen, nur noch kleinere Korrekturen vorzunehmen oder Lösungen für „Sonderfälle" zu entwickeln.

Ich bin mir sicher, dass du in jedem Fall viele hochinteressante Dinge über dich selbst durch die folgende Übung erfährst. Viel Spaß damit!

1. Beobachte dich selbst: Zuallererst solltest du herausfinden, welche typischen stressauslösenden Situationen oder Dinge dich triggern. Welches sind deine ganz persönlichen Stressoren – und wie reagierst du jeweils auf sie? Nimm dir für diese Analyse des Ist-Zustands jeden Abend vor dem Zubettgehen ein paar Minuten Zeit und notiere deine Erkenntnisse auf einem Zettel oder in einem speziellen Notizbuch.
2. Entwickle deine Lösungen: Jetzt ist es an der Zeit für ein Brainstorming, entweder mit dir selbst oder aber auch mit Menschen, auf deren Meinung du Wert legst und die dir wohlgesonnen sind. Überlege dir, wie du auf deine Stressoren besser und angemessener reagieren könntest, sodass sich dein Stress reduziert. Da es sich um ein Brainstorming handelt, darfst du deiner Fantasie freien Lauf lassen. Fabuliere herum, was das Zeug hält. Je kreativer du vorgehst, desto besser sind

meist die möglichen Lösungen. Und Spaß macht es noch obendrein!

3. Entwickle einen Plan: Nun ist es an der Zeit, dir zu überlegen, welche deiner entwickelten Optionen realistisch und machbar sind. Hast du dies festgelegt, solltest du darüber nachdenken, welche Schritte jeweils erforderlich sind, um diese Lösungswege in die Tat umzusetzen. Dabei darfst du ganz kleinschrittig vorgehen, umso leichter wirst du die einzelnen Schritte umsetzen können und überrascht sein, wie schnell du dein Ziel (weniger Stress) erreichst. Vielleicht reicht es bereits aus, morgens ein paar Minuten früher aufzustehen, um deinen Tag zu entzerren und nicht so sehr unter Stress zu geraten. Oder du organisierst dir einen Babysitter, der die Kinderbetreuung übernimmt an den Tagen, an denen du länger Dienst hast. Oder du sparst dir das Einkaufen, indem du deine Einkäufe online erledigst und dir die Sachen nach Hause bringen lässt, wenn es sehr eng wird … Oder oder oder. Notiere deine Lösungen, es dürfen pro Stresssituation auch ruhig mehrere sein. Je mehr du hast, desto leichter wird es dir fallen, deine Gelassenheit zu bewahren.
4. Lösungen in die Tat umsetzen: Jetzt kommt einer der Schritte, die den meisten nicht ganz so leichtfallen. Du musst die Lösungswege, die du auf dem Papier bereits bis ins Detail durchgeplant hast, in die Tat umsetzen und in der Realität erproben. Nur im echten „Belastungstest" kannst du schließlich herausfinden, ob deine Lösung bereits funktioniert. Falls es noch nicht so ganz rund laufen sollte, dann ist es entweder Zeit, einen anderen Weg auszuprobieren oder zu Hause nachzujustieren und Lösungswege weiter zu optimieren. Setz dich dabei bitte nicht unter Druck! Es muss nicht perfekt klappen, er geht vielmehr darum, auszuprobieren und darauf zu achten, was sich für dich gut und stimmig anfühlt. Nur dann hat ein Lösungsweg die Chance, dir wirklich im echten Leben weiterzuhelfen.
5. Ziehe Bilanz: Nach den ganzen Praxistests ist es an der Zeit, deine ganzen Ergebnisse einmal Revue passieren zu lassen.

Was hat funktioniert, was nicht? Was hat deiner Meinung nach am besten zu dir gepasst? Was ließ sich am besten in deinem Alltag umsetzen? Diese Sichtung ist ein ganz entscheidender Schritt, denn hier entscheidet sich, welcher Lösungsweg dir wirklich weiterhilft bei aufkommendem Stress. Diese Vorgehensweisen sind deine Grundausstattung gegen Stress, die dir von nun an helfen werden, solche Situationen gelassener zu bewältigen.

7
UNERSCHÜTTERLICH DANK ACHTSAMKEIT

„Im Leben herausgefordert zu werden ist unvermeidlich. Besiegt zu werden, ist optional!"

— ROGER CRAWFORD

Höchstwahrscheinlich ist dir der Begriff Resilienz auch schon einmal begegnet. Inzwischen ist es ja fast schon zu einer Art Modewort geworden, das einem regelrecht um die Ohren „gehauen" wird. Viele Vorgesetzte, die sich für ausgesprochen innovativ halten, führen den Ausdruck gern im Munde und fordern in flammenden Reden, dass die Mitarbeiter einfach resilienter werden müssen, – wenn es stressig wird. Sie wollen damit einfach nur ausdrücken, dass der eine oder andere mehr aushalten müsse. Tatsächlich beinhaltet der Ausdruck Resilienz noch einiges mehr. Wobei es interessanterweise keine einheitliche Definition gibt. So wird Resilienz im allgemeinen Sprachgebrauch gerne mal ziemlich blumig als das Immunsystem der Seele tituliert.

Die Wissenschaftler sind da deutlich genauer und auch verständlicher. Für sie ist Resilienz die psychische Widerstandskraft oder auch Widerstandsfähigkeit und darunter kann man sich schon deutlich mehr vorstellen, wie ich finde. Genaugenommen ist es die erstaunliche Fähigkeit mancher Menschen, trotz Krisen oder Katastrophen seelisch gesund zu bleiben und tapfer weiterzumachen. Oder anders ausgedrückt: Diese Leute stolpern und scheitern genau wie alle anderen; aber während nicht so resiliente Personen im wahrsten Sinne am Boden liegen und Narben auf der Seele zurückbehalten, wenn sie ein Schicksalsschlag trifft, werden resiliente zwar auch erst mal am Boden zerstört sein. Aber dann werden sie ihr Krönchen zurechtrücken, aufstehen und weitermachen. Sie sind dazu in der Lage, sich an Herausforderungen aller Art anzupassen, selbst wenn es im Leben gerade nicht so rund läuft. Fast so wie ein Segler, der sein Boot auf hoher See durch einen Sturm steuern muss. Natürlich entgleiten ihm erstmal alle Gesichtszüge, wenn er von der Sturmwarnung hört. Doch anstatt zu jammern und sich seinem Schicksal zu ergeben, wird ein resilienter Kapitän alles dafür tun, um sein Boot bestmöglich durch den Sturm zu manövrieren. Kommt es durch die Windböen vom Kurs ab, wird er alles tun, um es schnellstens wieder unter Kontrolle zu bekommen. Dann wird er dafür Sorge tragen, es wieder auf den richtigen, geplanten Kurs zurückzubringen. Ein resilienter Mensch weiß, dass er das Unwetter nicht kontrollieren kann. Aber ihm ist auch bewusst, dass an ihm selbst liegt, wie er damit umgeht. Er ist nicht ausgeliefert und hilflos, sondern hat es in der Hand, wie er mit solchen widrigen Ereignissen umgeht.

Der Begriff Resilienz stammt übrigens ursprünglich aus der Werkstoffkunde und ist mir schon beruflich immer ein Begriff gewesen. Dort bezeichnet es die Fähigkeit eines Materials, nach einer Verformung wieder in seine Ursprungsform zurückzuspringen (lat. *resilire*). Und genau das tun auch Schicksalsschläge mit uns Menschen und unserer Psyche – sie verformen uns. Die Seele von einigen springt dann problemlos wieder in ihre normale „Form“ zurück, sie raffen sich schnell auf. Im Volksmund bezeichnet man sie daher auch gerne als Stehaufmännchen. Sie überstehen widrige Situationen, ohne Schaden zu nehmen. Entsprechend sind resiliente Menschen ebenfalls deutlich weniger davon gefährdet, an stressbedingten Erkrankungen wie Depressionen oder Angststörungen zu leiden.

Für alle anderen, die Niederlagen und Schicksalsschläge nicht so leicht wegstecken, gibt es aber ebenfalls eine gute Nachricht: Jeder hat die Chance, auch nachträglich noch seine Resilienz zu verbessern und zu steigern.

Eine enorm wichtige Erkenntnis, durch die ich letztlich damals in der Reha den Kopf aus der Schlinge gezogen habe und wieder ins Leben zurückfand. In meiner schlimmsten Zeit ist wirklich alles über mir zusammengebrochen: Meine Frau tot, ich saß im Rollstuhl. Das komplette Leben, das ich bis dahin gekannt hatte, war mit einem Mal dahin und schien unwiederbringlich verloren zu sein. Ich trauerte – um meine Frau, mein schönes, glückliches Leben und um mich selbst und die Möglichkeiten, die mir alle genommen zu sein schienen. Daraus erwuchs eine stattliche Depression, durch die ich mich noch mehr fallenließ in meine Verzweiflung. Ich war gefangen in einer Negativspirale, die immer mehr Fahrt aufnahm. Doch ich hatte Glück, denn ich war nicht allein. Einige Mitpatienten in der Reha, die Ähnliches durchgemacht hatten, nahmen sich meiner an. Und natürlich meine damalige Physiotherapeutin, die sich wirklich auf eine einzigartige Weise um mich bemühte. So sehr, dass wir inzwischen ein glückliches Paar sind. Als ich die gemeinsamen Gespräche mit diesen wunderbaren Menschen zuließ, holten sie mich aus meinen Untiefen langsam ins Leben zurück. Es gelang ihnen, die auch in mir schlummernde Resilienz zu wecken und sie zudem nach und nach weiter zu steigern. Für mich, der sich eigentlich zeit seines Lebens als Einzelkämpfer gesehen hatte, eine neue und unvergleichliche Erfahrung. Zumal es teilweise wirklich winzige Dinge sind, die uns die Gelegenheit bieten, Resilienz „nachzulernen“. Während ein Teil dieser Eigenschaft angeboren zu sein scheint, wird ein anderer erworben. Zumeist wird die wichtige Basis bereits im Kindesalter durch Eltern und andere wichtige Bezugspersonen gelegt. Wer Eltern hat, die eine optimistische Sicht auf das Leben haben, wird diesen Optimismus wie selbstverständlich übernehmen. Aber es gibt auch Tricks und Kniffe, die uns sogar später noch zu mehr Resilienz verhelfen. Es sind wirklich Kleinigkeiten, die jedoch eine große Wirkung auf uns selbst haben, – etwa, wenn man einem Menschen ein Lächeln schenkt oder auch sich selbst, wenn wir Zeit mit guten

Freunden verbringen oder uns sinnvolle, positive Ziele setzen, die uns erfüllen.

Du siehst, Resilienz ist wirklich so eine Art Superkraft, aber wir brauchen nicht vom Planeten Krypton zu stammen, um sie zu besitzen. Wir können sie wie eine Pflanze in uns wachsen lassen und durch gute Pflege verbessern und steigern. Dann ist auch Stress kein Thema mehr. Und das Beste: Resilienz und Achtsamkeit gehen Hand und Hand, denn es sind die Kleinigkeiten des Lebens, die den entscheidenden Unterschied machen können. Wie beides genau zusammenhängt und wie du deine Resilienz-Superpower aktivierst, verrate ich dir natürlich auch.

RESILIENZ: DEINE SUPERKRAFT IM CHAOS

Wenn man Resilienz erklären will, kommt man um das beliebte Urlaubsziel Hawaii eigentlich kaum vorbei. Ich meine jetzt aber nicht, dass Hula-Tänze und Blumenketten die ultimative Lösung sind, um psychisch widerstandsfähiger zu werden (auch wenn man sich dort im Urlaub wirklich wunderbar erholen kann). Genauer gesagt geht es um die Insel Kauai, die zur Inselgruppe Hawaii gehört. Ausgerechnet auf Kauai, das auch gerne als Garteninsel bezeichnet wird und eine beliebte Location für Hollywood-Filme ist, wurden entscheidende Erkenntnisse über Resilienz gewonnen, nämlich im Rahmen der sogenannten Kauai-Längsschnittstudie der Psychologinnen Emmi Werner und Ruth Smith (Werner, 2008). Werner hat über 40 Jahre lang einen kompletten Jahrgang von auf Kauai geborenen Kindern beobachtet (im Jahr 1955). Ziel war es herauszufinden, inwiefern sich ungünstige Lebensbedingungen auf das weitere Leben auswirken. Dabei lebte ein Drittel der Kinder unter sehr ungünstigen Bedingungen – Armut, psychisch erkrankte Eltern, familiäre Streitigkeiten und derartiges mehr. Wiederum ein Drittel von dieser Kindergruppe entwickelte sich trotz der Risikobelastung überraschenderweise gut, von Verhaltensauffälligkeiten keine Spur. Sie hatten weder Schwierigkeiten, Beziehungen einzugehen, noch gab es Probleme am Arbeitsplatz. Tatsächlich fanden sie sogar Jobs, die sie erfüllten, und zeichneten sich durch eine insgesamt sehr optimistische Lebenseinstellung aus. Und das zog sich durch ihr Leben hindurch. Im Alter von 40 Jahren wies diese Gruppe weniger chronische gesundheitliche Probleme auf, hatte seltener eine Scheidung erlebt und auch die Todesrate war bei diesen Probanden deutlich niedriger. Trotz der ungünstigen Ausgangslage!

Der springende Punkt dabei ist: Diese Probanden wiesen die Eigenschaft auf, die inzwischen als Resilienz in aller Munde ist. Und die Ergebnisse sind reproduzierbar, denn sie werden von zwei weiteren wesentlichen Studien zu diesem Thema, der Mannheimer Risikokinderstudie und der Bielefelder Invulnerabilitätsstudie, gestützt. Es handelt sich also weder um ein Hirngespinst noch sind es fehlerhaft interpretierte Daten.

Anhand dieser Studien kristallisierte sich heraus, welches die entscheidenden, protektiven Faktoren sind, die die psychische Widerstandskraft fördern. Dazu zählen unter anderem:

- ein stabiler Zusammenhalt der Familie,
- eine enge Bezugsperson,
- eine hohe Schulbildung,
- überdurchschnittlich gute Sozialkompetenzen,
- eine positive Erwartung in Bezug auf die Selbstwirksamkeit.

Die Schutzfaktoren helfen uns, Stress jeder Art (vom Trauma über Bedrohungen bis hin zu allgemeinen Widrigkeiten des Lebens) zu überstehen bzw. sich an die Gegebenheiten anzupassen, ohne Schaden zu nehmen. Mit Schaden sind in diesem Zusammenhang typische Stresserkrankungen wie Depressionen und Angststörungen gemeint, aber auch körperliche Auswirkungen wie Schlafstörungen oder Probleme mit dem Herz-Kreislauf-System.

Insgesamt wird von vier grundlegenden Schutzfaktoren in Bezug auf die Resilienz eines Menschen ausgegangen:

- Resiliente Personen zeichnen sich durch eine hohe emotionale Stabilität aus. Sie akzeptieren sich selbst, so wie sie sind, und auch die Gegebenheiten des Lebens. Sie haben ein positives Selbstbild und sind emotional insgesamt positiv ausgerichtet.

- Aber auch gewisse kognitive Fähigkeiten müssen hinzukommen, damit eine Person über eine gute psychische Widerstandskraft verfügt, etwa Intelligenz oder Kreativität oder inspirierende Erlebnisse. Ein zentraler Punkt ist hierbei die Selbstwirksamkeitserwartung. Vereinfacht ausgedrückt meint dies die tiefverwurzelte Zuversicht, dass man es in jedem Fall irgendwie aus eigener Kraft schaffen wird, den Hals aus der Schlinge zu ziehen. Resiliente Menschen glauben an sich selbst sowie an ihre eigenen Fähigkeiten und sind davon überzeugt, letztlich doch die Kontrolle darüber zu haben, wie ihr Leben verläuft. Etwa indem sie Dinge ins Rollen bringen oder durch ihr Verhalten verändern, denn sie verfügen zudem über eine gute Problemlösefähigkeit und eine hohe Kompetenz, wenn es darum geht, neue Bewältigungsstrategien zu entwickeln. Gepaart mit einem realistischen Optimismus hilft Resilienz selbst bei Krisen dabei, nicht zu verzweifeln. Vielmehr ist man davon überzeugt, dass diese Krise irgendwann vorbei ist und man sich wieder aufrappelt.
- Was ebenfalls auffällt: Resiliente Menschen sind keine Einzelkämpfer. Vielmehr sind sie eingebunden in verschiedene soziale Netze. So ist bei ihnen meist ein guter familiärer Zusammenhalt gegeben. Ebenso können sie sich auf soziale Unterstützung verlassen, sie haben immer in der Hinterhand enge, emotionale Unterstützer.
- Abgerundet wird dieses Paket protektiver Faktoren im Falle einer Stressbeeinflussung welcher Art auch immer durch vergleichsweise profan wirkende Dinge. Eine ausreichende materielle Sicherheit zählt etwa dazu, denn diese kann natürlich so manche schwierige Lebenssituation abfedern und Stress nehmen. Aber auch Punkte wie gesunde Ernährung, körperliche Betätigung und ein gutes Immunsystem entscheiden darüber, wie gut wir Krisen überstehen.

Ein weiteres sehr bekanntes Modell der Eigenschaften, die über die psychische Widerstandsfähigkeit eines Menschen entscheiden, wird als die sieben Säulen der Resilienz bezeichnet. Laut diesem Konzept sind die wesentlichen Schutzfaktoren:

- Optimismus,
- Akzeptanz,
- Lösungsorientierung,
- Aktivität/Selbstwirksamkeit bzw. das Verlassen der Opferrolle,
- ein gutes soziales Netzwerk,
- Positive Zukunftsorientierung,
- Selbstreflexion.

Vermutlich ist dir beim Lesen aufgefallen, dass es letztlich gar nicht darauf ankommt, für welches Resilienz-Modell wir uns letztlich entscheiden. Unter dem Strich kristallisieren sich nämlich immer wieder die gleichen wesentlichen Eigenschaften heraus, die uns seelisch widerstandsfähiger machen.

Das Spannende bei all dem ist allerdings: Wir haben es hier nicht mit einer mathematischen Gleichung oder einer Art Skatpartie zu tun, bei der Schutzfaktoren die Risikofaktoren ausstechen, sobald man die jeweilige Karte ins Spiel bringt. So funktioniert Resilienz nicht. Alles steht und fällt damit, dass der Schutzfaktor schon vorhanden sein muss, ehe der Risikofaktor ins Spiel kommt.

Und ganz wichtig: Resilient sind nicht unbedingt die Menschen, die als Einzelkämpfer durchs Leben laufen und alles allein und aus eigener Kraft bewältigen wollen. Es sind auch nicht die Personen, die niemals scheitern. Ganz im Gegenteil. Entscheidender ist es, sich nach dem Scheitern wieder aufzurappeln, weil man davon überzeugt ist, dass die Situation überwunden werden kann und es wieder besser wird, auch wenn es gerade nicht so rund laufen sollte. Und es ist wichtig, sich nicht unbedingt allein durchboxen zu wollen. Ein Netzwerk von Familie, guten Freunden und Bekannten, die einem helfen, Unterstützung und Trost geben und sich bei schönen Ereignissen mitfreuen, ist viel relevanter.

Du siehst, um mit Stresssituationen fertig zu werden, ist tatsächlich die innere Haltung entscheidend, – aber anders, als man es gemeinhin meint. Es geht nicht um „egal“ und abstumpfen, es geht um Optimismus, Zuversicht, Vernetzung und Zukunftsorientierung. Oder anders ausgedrückt: Selbstbewusst so aufs Leben zu schauen, als hätte man immer eine nur leicht rosa Brille auf. Nach dem Motto: Am Ende wird alles gut. Und wenn noch nicht alles gut ist, dann ist es noch nicht das Ende.

DER UNBEUGSAME KERN: ACHTSAMKEIT ALS BASIS

Falls du dich gerade gefragt haben solltest, wieso denn nun eigentlich Resilienz und Achtsamkeit zusammenhängen und so wichtig füreinander sind und wieso ich überhaupt so viel über Resilienz erzähle (schließlich hast du ja ein Buch über Achtsamkeit gekauft!)? Dann will ich dir die Erklärung natürlich nicht vorenthalten.

In einer Ellenbogen-Gesellschaft wie unserer, die zunehmend narzisstischere Züge annimmt, ist es meiner Überzeugung nach von allergrößter Bedeutung, resilient zu sein. Nur so können wir uns etwa vor dem allgegenwärtigen Burnout schützen, der das Ergebnis von einer permanenten Überdosis Stress und Überforderung ist. Doch um resilient zu sein bzw. zu werden, benötigen wir … Achtsamkeit. Sie ist die Basis von Resilienz.

Tatsache ist, dass wir nur dann gut und gesund mit stressigen Situationen umgehen können, wenn sie uns nicht gleichsam wie eine riesige Welle über dem Kopf zusammenschlagen. Das ist meist das ganz große Problem. Je gestresster wir sind, desto weniger achten wir darauf, wie die Dinge wirklich sind. Sie erscheinen immer überdimensionierter, bis wir uns schließlich komplett überwältigt fühlen.

Wenn du nun aber grundsätzlich mit dem achtsamen Blick an eine Situation herangehst, wirst du dazu in der Lage sein, das tatsächliche Ausmaß einer potenziellen Bedrohung einzuschätzen. Kommt jetzt noch ein positiver Bewertungsstil hinzu, wie er typisch für resiliente Menschen ist, dann wird es dir leicht fallen, realistisch in deiner Bewertung zu bleiben – und damit entspannter zu sein. So werden aus knappen Deadlines oder Aufgaben, die man dir kurz vor knapp noch übertragen hat, keine Himalaya-hoch vor dir aufragenden Gebirge, gegen die du sowieso keine Chance hast und deshalb verzweifelst. Stattdessen bleibst du gelassen und kannst einen „Schlachtplan" entwickeln. Etwa indem du Kollegen bittest, dich zu unterstützen, oder generell fokussiert arbeitest, ohne in Panik auszubrechen und dadurch zusätzlich Zeit zu verlieren. Außerdem ist dir klar, dass es nicht das Ende der Welt bedeutet, selbst wenn du die Aufgabe nicht zu 110 % erfüllst, sondern „nur" zu 99 %.

Je realistischer du Dinge und Situationen zu bewerten vermagst, desto seltener und weniger umfassend werden deine Stressreaktion. Und für diese realistische Beobachtung ist Achtsamkeit unabdingbar, denn sie ist das entscheidende Training für deinen Geist, um im Hier und Jetzt zu bleiben.

Vergiss also bitte das ständige Gerede vom tollen Multitasking! Abgesehen davon, dass es nicht gut ist, ständig mehrere Dinge gleichzeitig machen zu wollen, ist es auch gar nicht möglich, wie Psychologen inzwischen gut belegen können. Symptomatisch für Multitasking ist es vielmehr, dass man alles irgendwie macht, aber nichts richtig. Da ist es doch um Längen besser, eine Sache ganz bewusst zu erledigen – achtsam eben.

Zumal großer Stress sogar Strukturen in unserem Gehirn schädigen kann, wie die Psychologin Britta Hölzel herausgefunden hat. Durch das Ansteigen des Cortisolspiegels werden dann teilweise sogar Nervenzellen im Hippocampus geschädigt. Im Gegenzug kann Achtsamkeit, aber auch die Cortisol-Menge um 25 % senken, wie eine Studie des Max-Planck-Instituts für Kognitionsforschung herausgefunden hat. Hierbei ging es um die Effekte des Mentaltrainings, das ja auch auf Methoden wie Achtsamkeit und Dankbarkeit zurückgreift. Der kleine Nachteil: Um diese beeindruckende Senkung des Stresshormon-Pegels hinzubekommen, muss man täglich üben.

Schon mit ein paar kleinen Alltagstricks lässt sich aber bereits eine Menge in deinem Denken und dadurch auch in deinem Leben verändern. So kann beispielsweise eine Auszeit ein echter Segen sein, um sich zwischendrin mal zu entspannen. Laut einer Statista-Umfrage von 2018 sind für 34 % der Befragten Gartenarbeit oder ein Spaziergang an der frischen Luft ein Top-Tipp, um zu entschleunigen und sich zu regenerieren. Ebenfalls beliebt ist das Hören von Musik. Du kennst es bestimmt selbst, dass es einem immer gute Laune macht, wenn man beispielsweise die Lieblingssongs aus dem letzten Sommerurlaub hört. Wie wäre es, wenn du dir eine Liste mit deinen liebsten Gute-Laune-Hits anlegst und hineinhörst, wenn dir mal wieder alles über den Kopf zu wachsen droht?

Falls du sehr zum Grübeln neigst und deine Panikgedanken bei Stress gerne effektiv loswerden möchtest, ist ein Grübelbuch eine gute Sache. Nimm dir dazu einfach ein Notizbuch und schreibe die Dinge auf, die du in deinen Gedanken wälzt. So „entledigst" du dich im wahrsten Sinne dieser Gedanken und kannst sie zur Seite legen, wenn du das Notizbuch zuklappst. Dein schlechtes Gewissen braucht sich schließlich nicht zu beschweren, du vergisst schließlich keinen der Gedanken und sie lassen sich bei Bedarf einfach wieder hervorholen. Solltest du es etwas „dramatischer" mögen, schreib die Gedanken auf einen Zettel und verbrenne ihn im Waschbecken. Alternativ darfst du den Zettel in einen Fluss werfen. Wenn der Zettel zu Asche zerfällt oder im Wasser davontreibt, stelle dir vor, wie sich deine negativen Stress-Gedanken ebenfalls verflüchtigen.

Leider gibt es keinen Anti-Stress-Knopf, manchmal geraten wir alle in Situationen, wo wir dennoch merken, wie sich langsam, aber sicher das Gefühl von Stress in uns manifestiert. Trotz aller guten Vorsätze und der besten Vorbereitung. Sobald du das bemerkst, solltest du innerlich ein großes, knallrotes Stoppschild herausziehen und es dir vor Augen halten. Unterbrich deine Gedanken. Dabei kann es helfen, sich in Gedanken ein lautes „NEIN!" zuzurufen. Vielleicht sogar noch kombiniert damit, dass du dir kurz in den Arm kneifst oder dich mit einer unerwarteten Handlung überraschst. Meinetwegen indem du dir einen Finger ins Ohr steckst und dich um die eigene Achse drehst. Wobei du das vielleicht lieber nur dann tun solltest, wenn du dich alleine bist. Aber bestimmt fällt dir etwas anderes in der Art ein, das dich garantiert ablenkt.

Ist dir die Ablenkung gelungen, gehst du in den Moment und wirfst einen achtsamen Blick auf deinen Stress. Dieses Mal aber bitte mit einer positiven Grundhaltung. Frage dich, ob der Stress vielleicht auch vorteilhaft oder nützlich für dich ist? Fühlst du dich dann womöglich energiegeladener? Verbessert sich deine Konzentration? Ist dein Pulsschlag erhöht, sodass dir das Herz bis zum Hals klopft? Letzteres ist eine absolut normale körperliche Reaktion, über die du dich eigentlich sogar freuen kannst. Dein Körper hat begriffen, dass du dich nun besser konzentrieren musst – und um dir dabei zu helfen, pumpt er mehr sauerstoffreiches Blut in dein Gehirn.

Es liegt an dir, diese Momente der Achtsamkeit in deinen Alltag zu integrieren und dir so immer wieder kleine Auszeiten vom Stress zu verschaffen. Sowohl Körper als auch Geist können sich so erholen, deine Gedanken beruhigen sich und dein Blutdruck sowie der Puls fahren wieder runter in diesen achtsamen Augenblicken. Das Wunderbare dabei: Du hast es in der Hand, für eine Weile den Stress zu vergessen, wenn du das gerade brauchst. Je mehr du diese achtsamen Pausen aber in deinen Alltag einbaust, desto größer ist der Effekt. Langfristig wird es dir gelingen, immer gelassener zu bleiben, wenn es gerade mal wieder heiß hergeht.

Dazu brauchst du nur geeignete Momente in Achtsamkeitspausen umzuwandeln. Trinke etwa von nun an deinen Kaffee oder Tee achtsam und sei mit allen Sinnen dabei, anstatt das Getränk einfach nur schnell hinunterzustürzen. Konzentriere dich beim Gehen, etwa wenn du bei der Arbeit zu einer Besprechung unterwegs bist, ganz auf die Wahrnehmung der Schritte. Oder achte darauf, wo es in deinem Körper gerade Anspannung gibt. Ebenso kann es ein wunderbarer Energiespender sein, immer mal wieder für drei Minuten auf den eigenen Atem zu hören und sich auf die Atemzüge zu konzentrieren. Werde kreativ und finde heraus, welche Momente in deinem Leben ideal für ein wenig Achtsamkeit sind. Wie wäre es etwa, die Zeit zu nutzen, in der du deinen Rechner hoch- oder herunterfährst? Oder die Zeit, die du im Job am Kopierer verbringst? Selbst einfach nur eine Zeit aus dem Fenster zu schauen und den eigenen Körper zu spüren, kann ideal sein, um achtsamer zu leben und zugleich beständig deine persönliche Resilienz zu stärken.

PRAXIS: BAUE DEINE UNERSCHÜTTERLICHE FESTUNG

Dass jeder die Chance hat, seine individuelle Resilienz zu stärken und zu verbessern, ist für mich eine der menschlich gesehen großartigsten Erkenntnisse. Für mich persönlich ist es eine gute Nachricht, zu wissen, dass ich es in der Hand habe, widerstandsfähiger gegen unschöne Dinge und Erlebnisse zu werden. Das Schicksal hat mir nicht vorherbestimmt, dass ich immer ein Opfer der Umstände sein muss. Vielmehr kann ich mich berappeln und nachlernen. Mit dem Ergebnis, dass ich mit meinem Leben zufriedener bin. Weil ich nicht von jedem noch so kleinen Gegenwind aus dem Tritt gebracht werden. Als resilienter Mensch ist man ein bisschen wie ein Bambus im Sturm. Er neigt sich, wenn die Böen auf ihn treffen. Aber sobald der Wind wieder vorbei ist, steht er genauso sicher da wie zuvor.

Allerdings – und nun kommt das große Aber: Eine bessere psychologische Widerstandsfähigkeit fällt uns nicht einfach so in den Schoß. Wir müssen trainieren, damit die Resilienz-Muskeln in uns allmählich wachsen. Wenn ich dieses Bild einmal verwenden darf. Einige geeignete Übungen, mit deren Hilfe du nach und nach resilienter wirst, habe ich hier für dich zusammengestellt. Viel Spaß damit!

1. Die Sicht auf Krisen ändern

Nimm dir bitte ein Blatt Papier und male einen Zeitstrahl darauf (eine Linie, die bei deiner Geburt startet und bis zum jetzigen Zeitpunkt geht). Nun zeichnest du darauf die Momente deines Lebens ein, die du als Krisen empfunden hast, weil du damals verunsichert oder verletzt worden bist. Überlege dir, wieso diese Anlässe dir so zugesetzt haben. Denke dann aber auch darüber nach, wie du es geschafft hast, die Krisen zu überwinden. Kannst vielleicht sogar daraus ableiten, wie du künftige Krisen besser bewältigst?

2. Entscheidungen treffen – aber bitte dalli!

Bist du normalerweise ein Mensch, der seine Entscheidungen immer sorgsam abwägt und sich das Für und Wider überlegt? Oder schiebst du

Entscheidungen womöglich immer so lange vor dir ' Entwicklungen ihre Gesetze diktieren? Trainiere von jetzt Entscheidungen zu treffen. Fackele etwa im Restaurant nicht lange, sondern wähle schnell dein Essen. Wälze zu Hause nicht mehr tausend Kochzeitschriften, um die richtigen Gerichte für die Woche zu finden. Gehe ebenso vor, wenn du einen Film sehen oder ein Buch lesen möchtest. Triff auch hier spontan und schnell die Entscheidungen, ohne lange zu überlegen. So wird vieles einfacher für dich, zumal du dir lange Grübeleien ersparst.

3. Lächeln

Optimismus und im Gefolge auch gute Laune sind eine Grundvoraussetzung für Resilienz. Selbst wenn du aktuell noch nicht sonderlich optimistisch sein solltest, kannst du dir doch trotzdem gute Laune in dein Leben holen, einfach indem du lächelst. Lächeln verbessert nämlich unsere Laune. Unser Gehirn ist, um es einfach sehr vereinfacht zu sagen, nicht in der Lage zu unterscheiden, ob wir lächeln, weil wir uns freuen, oder einfach nur ein Lächeln aufsetzen. Sprich: Deine Laune wird auch dann besser, wenn du einfach erst mal ein fröhliches Gesicht machst. Setz dieses Gesicht künftig auch dann auf, wenn du ins Bett gehst, oder fremden Menschen begegnest. Erlebe, wie sie beginnen, dein Lächeln zu spiegeln, und dir ebenfalls ein freundliches Gesicht präsentieren. Schließlich tut jedem von uns ein Lächeln gut.

4. Verabrede dich mit Menschen, die dir guttun

Der Kontakt mit Personen, denen wir vertrauen und die uns emotional guttun, ist eine ganz wesentliche Voraussetzung, um seelisch gesund zu bleiben. Nutze dieses Wissen und umgib dich von nun an Menschen, mit denen du dich wohlfühlst und die dich inspirieren. Damit ist aber kein Online-Chat oder ein Zoom-Meeting gemeint! Gemeinsame Gespräche und Lachen entfalten nur dann ihre bereichernde Wirkung, wenn du in den direkten Kontakt gehst. Also live und in Farbe, wie es so schön heißt, denn nur so erhältst du Zugang zu der ganzen Palette an

Emotionen, zu denen Menschen fähig sind. Nimm dir die Zeit für solche Begegnungen!

5. Hab jeden Tag ein Ziel

Viele Menschen leben einfach so vor sich hin. Ihre Tage haben so gar nichts Inspirierendes oder Spannendes an sich. Aber umso leichter bringen unerwartete Dinge sie im Gegenzug aus dem Konzept, denn sie sind regelrecht aus der Übung und reagieren nur noch. Gestalte von nun an aktiv dein Leben und jeden einzelnen deiner Tage! Überlege dir vor dem Einschlafen, wie dein nächster Tag werden soll. Willst du vielleicht etwas ausprobieren, etwas Besonderes erledigen oder wäre ein Motto für den Tag gut? Es muss nichts Großes sein, schon vermeintlich kleine Dinge zeigen Wirkung. Werde aktiv und werde zum Gestalter deines Lebens.

Bei all diesen Aufgaben bist du herzlich eingeladen, selbst kreativ zu werden. Überlege dir, welche von den Achtsamkeitstechniken, die du bis hierher kennengelernt hast, bei der Umsetzung der Aufgaben hilfreich sein könnten? Hier gibt es keinen Königsweg, da psychische Widerstandskraft und auch Achtsamkeit letztlich immer etwas ganz Persönliches, Individuelles sind. Teste, was dir guttun und dich unterstützen könnte – und wirf dann einen achtsamen Blick darauf. So wirst du nach und nach herausfinden, was dein ganz persönliches Geheimrezept für den Erfolg ist.

Und vergiss über diese ganzen Aufgaben bitte nicht, immer wieder Pausen einzulegen, um dich zu erholen. Achte darauf, was dein Körper dir signalisiert. Er sagt dir, wann es zu viel wird und eine Pause sinnvoll wäre. Und dieses Signal solltest du dann auch nicht ignorieren, denn es ist wichtig für deine Gesundheit. Sich Pausen zu gönnen, ist keine Schwäche! Es ist vielmehr ein Zeichen dafür, dass du gut auf deinen Körper achtest. Wie du diese kleinen Auszeiten von deinem Alltag gestaltest, liegt ganz an dir. Vom Body-Scan über achtsames Spazierengehen bis hin zum bewussten Trinken einer Tasse Tee, bei dem eine Zeit lang mal alle Gedanken in deinem Kopf schweigen – Hauptsache, es tut dir gut.

8
DEIN MASTERPLAN DER ACHTSAMKEIT

„Gefühle kommen und gehen wie Wolken am Himmel. Das achtsame Atmen ist mein Anker im Hier und Jetzt."

— THICH NHAT HANH

Ich finde, in einem Buch, in dem es um das Thema Achtsamkeit geht, sollte auch der achtsame Umgang mit dem Gelesenen unbedingt dazugehören. Im Klartext: Es ist an der Zeit, kurz innezuhalten und einmal Revue passieren zu lassen, welche der zahlreichen Informationen, die du bekommen hast, so zentral sind, dass du sie im Herzen behalten und umsetzen solltest. Deshalb ist hier die Stelle, um ein wenig über deine bisherige Reise zu mehr Achtsamkeit nachzudenken.

DEINE REISE, DEINE ERKENNTNISSE

Auf den letzten Seiten hast du eine Fülle an Wissen und Übungen präsentiert bekommen. Du weißt nun nicht nur, wieso es für unseren

Körper und unsere Seele so eine Wohltat ist, Achtsamkeit zu praktizieren. Achtsamkeit hilft dir, Ballast loszuwerden und endlich dein Leben so zu führen, wie du es möchtest. Ohne von Werten, die nicht deine sind, oder von Dingen im Außen fremdgesteuert zu werden. Denn die Technik der Achtsamkeit vermittelt dir die Fähigkeit, künftig im Hier und Jetzt zu bleiben und dich nicht durch Grübelgedanken in die Vergangenheit ziehen zu lassen oder dir Sorgen über die Zukunft zu machen. Wer achtsam lebt, der ist tatsächlich lebendig, denn derjenige bleibt im Augenblick und kann das eine Leben, das er hat, wirklich erleben. Indem du zum Beobachter wirst und nicht länger urteilst oder bewertest.

Die Vorteile dieser Fähigkeit bzw. Sichtweise auf das Leben liegen auf der Hand. Wer sich selbst so sehen kann, wie er ist, – ohne sich abzuwerten oder in den Himmel zu jubeln, der ist auch dazu in der Lage, sein tatsächliches Potenzial zu entfalten. Schließlich lässt sich so realistisch erkennen, welche Stärken man hat, und kann mit vermeintlichen Schwächen besser umgehen. Durch diese objektivere Sicht auf die eigene Person, die ohne Selbstunsicherheit daherkommt, erkennt man, zu welchen Dingen man in der Lage ist. Und das wird eine unfassbare Menge sein, die dir neue Welten und Perspektiven eröffnet.

Dieser objektivere Blick auf dich, dein Umfeld, deine Mitmenschen sowie die Welt als solche vermittelt dir darüber hinaus eine unglaubliche Klarheit. Du lässt dir nicht mehr die Wertvorstellungen anderer aufrücken, sondern kennst deine eigenen Werte und weißt, dass es dir guttut, diese in die Tat umzusetzen. Selbst wenn jemand vielleicht schmollt, weil du auf die Bedürfnisse deines Körpers achtest und genügend Erholungspausen einlegst, um durchzuschnaufen und dich zu regenerieren, lässt du dich nicht mehr unter Druck setzen. Du erlaubst dir, Nein zu sagen, wenn es für dich nötig ist; du bist aber auch in der Lage, dies angemessen und nicht verletzend zu kommunizieren. Schließlich weißt du als achtsamer Mensch auch, welche Auswirkungen deine Worte und Taten auf andere haben können. Doch genau diese Klarheit wird man künftig an dir schätzen.

Achtsamkeit hilft dir außerdem dabei, dich besser zu konzentrieren und deinen Fokus angemessen zu setzen. Dabei kommt es nicht darauf an, deine Gedanken komplett zum Schweigen zu bringen, wie bei einer Meditation erwünscht. Bei einer achtsamen Haltung ist es entscheidender, deine Gedanken zu beobachten. Wie ein interessierter Forscher, der erst einmal Notizen macht, aber noch keine Schlüsse daraus zieht. Er sammelt lediglich Daten und prüft sie im nächsten Schritt auf ihren Wahrheitsgehalt hin – und das ist das Geheimnis von Achtsamkeit.

Sich zu fokussieren und Dinge erst einmal zu prüfen, ehe man urteilt, ist beispielsweise in unserer heutigen Berufswelt von allergrößter Bedeutung, um sich nicht vom Stress verschlingen zu lassen und womöglich im Burn-out zu enden. Generell ist eine achtsame Lebensweise von größter Bedeutung für die psychische Gesundheit, sie macht dich resilienter. So wird nach und nach deine Resistenz gegen Stress immer mehr wachsen und besser werden. Im Gegenzug entdeckst du sowohl Geduld als auch Gelassenheit in dir und reagierst auch in hektischen Situationen entspannter und mit Augenmaß.

Des Weiteren hast du mit dem Beginn deiner Reise zu mehr Achtsamkeit noch einen weiteren Baustein gelegt, der dir zugutekommen wird. Wem es gelingt, im Moment zu bleiben, und wer dazu in der Lage ist, objektiv auf Dingen und Situationen zu schauen, der macht sich natürlich auch weniger Sorgen.

All das kann Achtsamkeit – und die Methoden, um diese Pluspunkte in dein Leben zu holen, hast du auf den vergangenen Seiten bereits kennengelernt.

Es ist nun an dir, das Gelernte in die Tat umzusetzen.

Aus eigener Erfahrung weiß ich jedoch auch, dass dies im Alltag nicht immer so ganz leichtfällt. Aus diesem Grund möchte ich dich im nächsten Abschnitt bei der Umsetzung unterstützen. Denn am Ende steht und fällt der Achtsamkeitserfolg oft genug mit dem richtigen, persönlichen Achtsamkeitsplan. Wie der aussehen könnte, verrate ich dir natürlich.

DEIN MASSGESCHNEIDERTER PFAD ZUR ACHTSAMKEIT

Der springende Punkt ist auch beim Thema Achtsamkeit (wie bei den Silvestervorsätzen) die Umsetzung ins „richtige Leben“. In dem Moment, wo man sich dazu entscheidet, ab dem nächsten Tag mit dem Rauchen aufzuhören, endlich abzunehmen oder aber achtsam zu leben, ist man noch hoch motiviert. Aber dann holt uns der Alltag mit seinen Anforderungen und Zwängen leider meist doch schneller wieder ein, als man es selbst erwarten würde. Und ehe man es sich versieht, steckt man bereits wieder knietief drin in den altbekannten Routinen. Das ist eine Feststellung, die ich bedauerlicherweise auch immer wieder in meinem Leben gemacht habe. Das ultimative Gegenmittel gegen solche verhängnisvollen, negativen Routinen sind meiner Erfahrung nach … Routinen. Aber bitte neue und gute, die hilfreich und nützlich für uns sind. Das ist zwar anfangs durchaus auch ein wenig herausfordernd oftmals, aber je mehr wir uns an diese neuen Routinen gewöhnen und sie verinnerlichen, desto weniger aufwendiger und leichter werden sie. Bis sie für uns so selbstverständlich sind, dass wir schon gar nicht mehr über sie nachdenken oder sie infrage stellen.

Falls du jetzt allerdings erwarten solltest, dass du von mir einen Achtsamkeitsplan an die Hand bekommst, wie man ihn in den Buchhandlungen kaufen kann, dann muss ich dich bedauerlicherweise enttäuschen. Natürlich gibt es Menschen, die diese vorgefertigten Anregungen mögen. Höchstwahrscheinlich bieten sie durchaus auch den einen oder anderen positiven Impuls, worüber wir nachdenken können und was wir unternehmen sollten. Manche dieser Kalender enthalten inspirierende Fragen, andere fordern dich auf, kreativ zu werden und vielleicht zu zeichnen oder etwas einzukleben. Sie bieten also kleine Anhaltspunkte, damit wir über unser Leben nachdenken können. Im Sinne von: Was macht uns glücklich, wo sollten wir noch etwas ändern.

Das alles hast du ja aber schon auf den letzten Seiten getan. Du bist nicht unvorbereitet und kennst die Themen deines Lebens eigentlich ja schon. Deshalb sollte dein persönlicher Achtsamkeitsplan darauf zielen, regelmäßige Inseln der Achtsamkeit in deinen Alltag zu integrieren. Im

Folgenden stelle ich dir Optionen und mögliche Eckpunkte für dein künftiges, achtsames Leben vor.

Achtsamkeitsroutinen einführen

Wie bereits erwähnt, bin ich inzwischen ein wahrer Fan von nützlichen Routinen, denn sie haben eine enorme Kraft. Der Trick ist dabei schlicht und ergreifend, sich jeden Tag ein wenig Qualitätszeit für sich selbst zu gönnen, Momente, in denen du Achtsamkeit praktizierst. Dies wird sich sicherlich wie bei mir, binnen kürzester Zeit zu einer echten Kraftquelle entwickeln und dir helfen, dich mehr und mehr zu erden.

Wann du dir diese Qualitätszeit gönnen willst, ist ganz allein deine Entscheidung. Für Frühaufsteher sind beispielsweise Morgenroutinen direkt nach dem Aufwachen meist perfekt. Es ist aber auch für „Nachteulen" eine wunderbare Gelegenheit, Energie und Positivität zu tanken und dann mit dieser Grundstimmung in den Tag zu starten. Die größte Überwindung ist dabei zu Beginn sicherlich, dass du ein kleines bisschen früher aufwachen musst. Vielleicht reichen aber bereits fünf Minuten eher vollkommen aus. Sobald unser Körper an den früheren Start in den Tag gewöhnt ist, wird es dir leichter fallen, den Schlaf abzuschütteln.

Der Grundgedanke bei der Morgenroutine ist, mit Dingen in den Tag zu gehen, die uns guttun, uns motivieren und beflügeln. Wenn du morgens diese Grundhaltung einnimmst, wirst du sie größtenteils über den Tag bewahren können.

Im Gegenzug vermiesen wir uns den Tag oft genug selber, wenn wir uns nicht schützen. Wer sofort nach dem Aufwachen sein Smartphone hervorholt und die Nachrichten checkt, der hat sich bereits in eine Negativspirale begeben. Anstatt aktiv zu gestalten, wie der Tag für einen wird, ist man bereits dabei, nur zu reagieren. Und das setzt sich in der Regel den Rest des Tages fort, – anstatt das eigene Leben und den Tag selbst in die Hand zu nehmen und zu bestimmen, wie man sie gestaltet.

Ganz abgesehen davon, dass das frühe Nachrichten checken auch nicht unbedingt ein Garant für gute Laune ist.

Entscheidend ist nicht, wie lange deine persönliche Morgenroutine dauert – von zehn Minuten bis zu einer Stunde ist alles möglich, was sich für dich gut und richtig anfühlt. Es ist letztlich vor allem wesentlich, dass du die richtigen Übungen wählst. Hier ein paar Anregungen:

- Sei dankbar. Richte deine Gedanken darauf, wofür du in deinem Leben dankbar bist. Freue dich darüber. Und überlege dir dann, wofür du an diesem Tag, der vor dir liegt, oder in deinem weiteren Leben dankbar sein kannst.
- Bleibe im Hier und Jetzt oder meditiere vielleicht sogar. Beobachte die Gedanken, die dir gerade durch den Kopf gehen. Versuche, ob du sie auf wichtigere Dinge richten kannst.
- Achte auf deinen Körper und tue ihm etwas Gutes. Das kann ein gesundes Frühstück sein oder Bewegung oder auch etwas anderes. Beobachte, wie viel besser du dich damit fühlst.
- Und denk bitte daran, dass du entscheidest, wie du deinen Tag beginnst. Falls du bisher immer gedacht hast „Ich muss jetzt aufstehen", ändere ab sofort dein Mindset und sage dir vielleicht stattdessen: „Ich freue mich auf diesen neuen Tag".

Falls du eher zu den sogenannten „Nachteulen" zählen solltest, dann kannst du all dies auch in deine persönliche Abendroutine integrieren. Hier hältst du Rückschau auf den zurückliegenden Tag, idealerweise kombiniert mit einer Voraussicht auf das, worauf du dich am nächsten Tag freust.

Diese Vorgehensweise hat einen hochinteressanten Nebeneffekt, wer abends so zur Ruhe kommt und mit positiven Gedanken und einem Lächeln auf den Lippen einschläft, der hat deutlich weniger Schlafprobleme, wie sich gezeigt hat. Kein Wunder, schließlich haben wir unser negatives Gedankenkarussell effektiv gestoppt und können so viel entspannter und zufriedener schlummern.

Journaling

Zu meiner Kinderzeit war das Führen eines Tagebuches nahezu gang und gäbe. Es gab zumindest kaum einen Jugendlichen, der nicht ausprobierte, seine geheimen Gedanken so einem Büchlein anzuvertrauen. Später kam dies dann jedoch aus der Mode – um in den letzten Jahren eine grandiose Renaissance zu erleben. Zu Recht! Denn das, was heutzutage von Fachleuten gerne als Journaling bezeichnet ist, ist eine wunderbare Methode, um die eigenen Gedanken zu bündeln und den richtigen Blickwinkel auf sein Leben zurückzuerobern.

Wir alle neigen gerne dazu, mal ein wenig zu übertreiben bzw. zu verallgemeinern. Hatten wir an einem Tag ein Erlebnis, das uns sehr unangenehm war, so wird dies in der Erinnerung immer größer und größer. Die anderen Ereignisse an diesem Tag, die durchaus schön und inspirierend gewesen sind, geraten jedoch ins Hintertreffen und werden regelrecht in unserem Verstand gelöscht. Ein uralter Mechanismus unseres Gehirns ist hier am Werk. Um uns vor potenziellen Gefahren welcher Art auch immer zu bewahren, richtet es seine Aufmerksamkeit vor allem auf das Negative, Bedrohliche. Eine gute Sache, wenn man mit Mammuts und Säbelzahntigern konfrontiert wird. In unserem heutigen Leben aber sehr häufig schlicht kontraproduktiv.

Um also wieder das richtige Maß zu finden und sich nicht nur auf das Negative, Problematische zu fokussieren, ist das Journaling ein unglaublich simples, aber dennoch hocheffektives Mittel. Im Gegensatz zum normalen Tagebuch, das wir alle kennen, gibt es hier allerdings ein paar grundlegende Regeln zu beachten. Und zwar:

- Jeden Tag wird ein Eintrag geschrieben.
- Die Zeit für den Eintrag ist begrenzt, z. B. höchstens sechs Minuten.
- Man fokussierte sich auf die positiven Dinge in seinem Leben. Leitgedanken sind beispielsweise: „Ich bin dankbar für x, y, z …“, „Was macht mich heute glücklich?“, oder „Was macht den heutigen Tag so besonders?“

Führst du dein Journal am Abend, dann machst du logischerweise eine Rückschau auf den Tag, der hinter dir liegt. Das Gute ist, dass du gar keine langen Romane schreiben musst, kurze Notizen mit dem Wesentlichen oder Stichworte reichen vollkommen aus.

Das Wunderbare an so einem Journal ist einerseits, dass du so wieder einen Blick für die wunderschönen kleinen Momente im Leben bekommt, die sonst einfach sang- und klanglos untergehen. Darüber hinaus ist so ein Journal eine Motivationshilfe, wenn es mal nicht so gut läuft. Indem du in diesem Tagebuch blätterst, fällt dir wieder auf, wie schön dein Leben tatsächlich ist und welche bereichernden, einzigartigen Erfahrungen du bereits gemacht hast. Und du siehst deine Erfolge, auf die du stolz sein kannst, schwarz auf weiß vor dir. Das nimmt dir keiner mehr weg.

So könnte ein Grundgerüst für deinen achtsamen Tag aussehen, mit dem du eine gute Basis hast. Die zahlreichen Optionen für die Zeit „dazwischen", vom achtsamen Atmen bis hin zum achtsamen Gehen, kennst du ja bereits. Sie sind perfekt für kleine, achtsame Pausen für zwischendurch. Hier gilt ganz klar: Was dir ganz persönlich davon guttut, solltest du von nun an in dein Leben integrieren. Der Erfolg wird sich dann sicher schon bald einstellen.

TRÄUME GROSS: DEIN LEUCHTFEUER IN DER ZUKUNFT

Für mich persönlich ist das geradlinige und dennoch höchst fantasievolle Denken von kleinen Kindern immer wieder absolut faszinierend. Mir geht besonders dann das Herz auf, wenn sie mit Inbrunst verkünden, dass sie später einmal Astronaut werden wollen, um zum Mond zu fliegen. Oder dass sie Tierärztin werden wollen, um den Tieren zu helfen. Sie haben klare Visionen, was sie langfristig erreichen möchten. Und was noch viel besser ist: Sie haben darüber hinaus auch keinerlei Scheu, das auch klar auszusprechen. Ganz anders als die meisten Erwachsenen. Noch immer denken viel zu viele, dass es zum Prozess des Erwachsenwerdens gehört, seine Ziele und Träume aufzugeben. Stattdessen wird es gelobt, wenn man einen Job macht, in dem man über 40 Jahre tagtäglich die gleichen Aufgaben zu bewältigen hat. Aber schließlich ist das doch eine sichere Sache, wird so etwas dann gerne verteidigt. Außerdem seien ja auch einige neue Aufgaben hinzugekommen und einige weggefallen. Etwa die Karteikarten, weil man ja nun den Computer hätte.

Ich gestehe, mich deprimiert es immer ein wenig, so etwas zu hören. Es wirkt auf mich so, als hätte dieser Mensch sämtliche Wünsche und Träume aufgegeben und würde nur noch stagnieren, auf der Stelle treten. Kann man denn überhaupt glücklich sein, wenn man sich nichts mehr erträumt?

Tatsächlich ist es letztlich genau das Verfolgen unserer Visionen und Wünsche, die uns beflügeln, uns beständig weiterzuentwickeln. Schon die Reise dorthin ist mit einem Gefühl von Glück und Zufriedenheit verknüpft, weshalb wir nicht vergessen sollten, wie sehr langfristige Ziele und Visionen gewissermaßen Leuchttürme für unser Leben sind. Und all dies gilt natürlich ebenso für unsere jeweils ganz individuellen Ziele im Hinblick auf das Thema Achtsamkeit. Wer achtsam ist, der achtet darauf, dass es ihm körperlich und mental langfristig gut geht. Und dazu gehört natürlich auch, ein Leben zu führen, mit dem man selbst zufrieden ist. Hier wiederum sind Ziele und Visionen von entscheidender Bedeutung, wenn es um unser Lebensglück geht.

Im Zusammenhang mit dem Lebensrad und dem Ikigai hattest du dich ja bereits mit deinen ganz persönlichen Zielen und dem Ist-Zustand auseinandergesetzt. Vielleicht hast du dadurch bereits herausgefunden, was dich in deinem tiefsten Innern antreibt und wo du derzeit noch Defizite empfindest. Je eher du dich an die Umsetzung machst, desto zufriedener wirst du sein und dich wirklich im Reinen mit dir selbst fühlen. Für diesen Weg möchte ich dir noch einige Hinweise an die Hand geben.

Erkenne deine Wünsche

Der allererste Schritt bei der Umsetzung deiner Ziele und Visionen ist es natürlich, sie zu erkennen. Was genau wünschst du dir wirklich? Ist es ein Haus am Meer, möchtest du dich sozial engagieren oder deinen Universitätsabschluss machen? Überprüfe im nächsten Schritt sehr genau, ob wirklich DU dir das wünscht – oder ob es einfach nur Dinge sind, die unsere Gesellschaft vielleicht als erstrebenswert erachtet. Überlege außerdem, ob du diesen Wunsch/dieses Ziel überhaupt brauchst.

Das Ziel formulieren

Hast du ein für dich sinnvolles und wichtiges Ziel identifiziert, gehe an die Planung. Formuliere dein Ziel, und zwar so, dass es dich motiviert, es zu erreichen. Ziele mit kein oder nicht sind meistens nicht erstrebenswert, in dem Fall steckt meist der Gedanke dahinter, einfach etwas zu vermeiden.

Formuliere dein Ziel bitte auch konkret. Wer einfach sagt „ich möchte abnehmen", stellt sich vornehmlich selbst ein Bein. Besser wäre es, zu sagen: „Ich nehme bis zum Ende des Monats drei Kilo ab". Dann kommt der nächste Schritt.

Die Zielerreichung planen

Nun solltest du dir überlegen, wie du dein Ziel genau erreichen kannst. Welche Zwischenschritte bzw. -ziele solltest du einplanen, um motiviert zu bleiben und zu sehen, dass du vorankommst? Behalte die Zeit im Auge, wann solltest du diese Zwischenziele erreichen?

Überlege dir zudem, woran du merkst, wann du deine Ziele bzw. Zwischenziele erreicht hast. Ansonsten weißt du ja nie, wann du ankommst. Ein weiterer wichtiger Aspekt, den du im Auge behalten solltest, ist die Unterstützung durch Freunde, Bekannte oder Weggefährten. Du musst deine Ziele nicht allein erreichen, es ist völlig in Ordnung, sich helfen zu lassen.

Innehalten

Hetze dich nicht, das Erreichen von Wünschen dauert seine Zeit. Außerdem wird es dir zugutekommen, wenn du ein Auge darauf hast, dass es dir gut geht.

Nachjustieren

Überprüfe regelmäßig, ob deine Planung noch passt. Wie weit bist du bereits gekommen im Hinblick auf deine Zielerreichung? Was fehlt noch? Solltest du feststellen, dass du ein wenig vom Plan abgekommen bist, dann ergibt es Sinn, sich die Zeit zu nehmen und gegebenenfalls nachzujustieren. Je regelmäßiger du Zeiträume dafür einplanst, desto weniger gerätst du in Gefahr, abzuirren und dadurch Zeit zu verlieren. Auch hier ist Achtsamkeit ein essenziell wichtiges Tool.

Sei dankbar

Laut einer Redewendung ist letztlich immer der Weg das Ziel – und an dieser Sichtweise ist tatsächlich einiges dran. Solange du noch nicht am Ende deiner Reise zu deinem Ziel angekommen bist, solltest du den Weg, den zu bis hierher zurückgelegt hast, dennoch nicht mit einem Handstreich abtun. Dass du es bis hierher geschafft hast, ist bereits eine Leistung an sich! Du darfst und solltest dankbar sein für das, was du schon geschafft und bewältigt hast. Habe nicht nur die Dinge im Fokus, die dir noch fehlen. Führe dir lieber vor Augen, was du erreicht hast – in der letzten Woche, am heutigen Tag.

Nicht das große Ganze ist immer von Bedeutung, oftmals sind es vielmehr die kleinen Dinge in unserem Leben. Und für diese sollten wir stets dankbar sein.

Bereichere dein Leben, indem du deine Wünsche erkennst, Ziele hast und diese auch verfolgst. Ein solcherart sinnhaftes Leben zu führen, ist das Wunderbarste, was du tun kannst.

PRAXIS: DIE KUNST DER STÄNDIGEN NEUORIENTIERUNG

Nun ist es wieder an dir, aktiv zu werden. Damit du von nun an so effektiv wie möglich die Achtsamkeitspraxis in dein Leben integrierst, solltest du dir einen ganz persönlichen Plan überlegen, worauf du dabei achten solltest:

Wie kannst du Achtsamkeit in deinen Tagesablauf integrieren? Überlege dir, welche Routinen für dich sinnvoll sind und zu dir passen. Welche Achtsamkeitspausen möchtest du darüber hinaus noch einbauen? Wie sieht dein ganz persönlicher Achtsamkeitsplan für den Tag / die Woche / den Monat / die nächsten Jahre aus?

Was kann dir dabei helfen, regelmäßig deinen Achtsamkeitsplan zu reflektieren? Wie erinnerst du dich daran? Worauf sollte dein Fokus liegen? Wie kannst du bei Bedarf nachsteuern und ihn anpassen?

DIE 60 SEKUNDEN-BEWERTUNG

Sollte dir das Buch gefallen haben, wäre ich (und die vielen anderen Menschen, die wie du, auch auf der Suche nach ein wenig mehr Glück im Leben sind) dir unendlich dankbar, wenn du dir ganz schnell 60 Sekunden Zeit nehmen würdest und eine kurze Bewertung auf Amazon hinterlässt.

Du hilfst dabei, mehr Menschen auf die positive Lebensweise aufmerksam zu machen. Wollen wir nicht alle mehr positive Menschen in unserem Umfeld?

Gib einfach den folgenden Link in die Adressleiste deines Browsers ein oder nimm dein Handy und halte die Fotokamera auf diesen QR-Code:

https://www.amazon.de/review/create-review?&asin=B0CJBLMWNZ

Über den Link kommst du direkt zur Bewertungsseite. Einfach deine Sterneanzahl auswählen und einen kurzen Kommentar (1-2 Sätze reichen) eintippen.

Du weißt gar nicht, wie sehr du ganz vielen Menschen mit dieser Bewertung hilfst. Vielen Dank!

ABSCHLUSS

„Sei in diesem Moment glücklich, das ist genug. Wir brauchen nicht mehr, als diesen Moment.“

— MUTTER THERESA

So, nun sind wir am Ende unserer gemeinsamen Reise hin zu mehr Achtsamkeit angekommen. Du hast viele Wichtiges erfahren, welches dein Leben nachhaltig verändern könnte, – wenn du es zulässt.

Wie du inzwischen weißt, ist Achtsamkeit ein Konzept, das aus jahrhundertealten buddhistischen Praktiken stammt und in den letzten Jahrzehnten auch bei uns in der westlichen Welt zu Recht immer mehr an Bedeutung gewonnen hat. Achtsamkeit ist die Fähigkeit, bewusst im gegenwärtigen Moment zu sein und eine nicht-wertende Haltung einzunehmen. Während es bei der Meditation darum geht, die Gedanken in seinem Kopf zum Schweigen zu bringen, liegt bei der Achtsamkeit der Fokus vielmehr darauf, gewissermaßen als neutraler, interessierter Beobachter einen Blick auf die Gedanken zu werfen. Ohne zu werten.

Die Möglichkeiten der Achtsamkeitspraktiken sind beeindruckend: Hierdurch lässt sich beispielsweise nachweislich Stress reduzieren und das allgemeine Wohlbefinden verbessern. Indem man sich auf den gegenwärtigen Moment konzentriert und akzeptierend damit umgeht, ist es darüber hinaus möglich, negative Gedankenmuster und Sorgen loszulassen.

Des Weiteren haben zahlreiche Studien gezeigt, dass Achtsamkeitspraktiken dazu beitragen können, die Symptome von Angstzuständen, Depressionen und anderen psychischen Störungen zu lindern.

Sogar die körperliche Gesundheit lässt sich durch Achtsamkeit steigern. Regelmäßige Achtsamkeitspraktiken können positive Auswirkungen auf den Blutdruck senken, das Immunsystem stärken und chronische Schmerzen reduzieren.

Sogar eine Verbesserung der Konzentration und Kreativität lässt sich hierdurch erzielen. Achtsamkeit kann des Weiteren helfen, die Qualität der zwischenmenschlichen Beziehungen zu verbessern, etwa durch bewusstes Zuhören und die Fähigkeit, im Moment präsent zu sein und empathisch auf andere zuzugehen. Dies hilft, eine tiefere Verbindung zu anderen Menschen aufbauen.

Doch damit nicht genug: Indem man achtsam ist und den gegenwärtigen Moment bewusst wahrnimmt, entwickelt sich oft genug zugleich eine tiefere Wertschätzung für das Leben sowie eine insgesamt höhere Lebenszufriedenheit.

Diese Erkenntnisse zeigen, dass Achtsamkeit eine wertvolle Praxis sein kann, um das allgemeine Wohlbefinden zu verbessern, Stress abzubauen und insgesamt zufriedener und glücklicher zu sein. Erreicht wird dies durch verschiedene Achtsamkeitsübungen und -techniken, die individuell angepasst und in den Alltag integriert werden können, sodass jeder von den positiven Effekten maximal profitieren kann.

In diesem Buch hast du auch erfahren, welche Prinzipien der Achtsamkeit und welche achtsamen Praktiken du in deinen Alltag integrieren kannst. Es ist einerseits die Fokussierung auf den gegenwärtigen Moment. Versuche künftig, im Hier und Jetzt zu bleiben, indem du deine Sinne einsetzt, um deine Umgebung bewusst wahrzunehmen. Bewusstes Atmen ist ein wertvoller Anker, um dich mit dem gegenwärtigen Moment zu verbinden. Dazu musst du nur deine Aufmerksamkeit auf deinen Atem richten, ihn beobachten und deine Gedanken vorbeiziehen lassen, ohne ihnen zu folgen. Hilfreich ist es außerdem, deine alltäglichen Aktivitäten bewusst und mit Aufmerksamkeit auszuführen. Egal ob Essen, Gehen, Zähneputzen oder Arbeiten, versuche, die Details und Empfindungen vollständig wahrzunehmen. Kultiviere zudem eine nicht-wertende Haltung gegenüber deinen Gedanken, Emotionen und Erfahrungen. Akzeptiere sie, wie sie sind, ohne dich an ihnen festzuhalten oder dich von ihnen überwältigen zu lassen. Sei ebenfalls mitfühlend mit dir selbst und anderen, Verständnis und Freundlichkeit sind essenziell wichtige Werte in puncto Achtsamkeit. Wer so denkt, der wird auch an Gespräche oder Interaktionen mit anderen Menschen anders herangehen und präsenter sein. Wer Achtsamkeit praktiziert, hört wirklich zu, urteilt nicht vorschnell und lässt sich nicht ablenken. Sei nicht nur achtsam mit deinen Worten, sondern achte ebenso auf die Auswirkungen deiner Kommunikation.

Sich bewusst Zeit für kurze Pausen im Laufe des Tages zu nehmen, um zur Ruhe zu kommen und dich zu zentrieren, ist ein weiterer zentraler Gedanke. Meditiere, unternimm Spaziergänge in der Natur, höre Musik, trinke Tee oder tue einfach einmal bewusst nichts. Lass deiner Fantasie hier ruhig freien Lauf! Es gibt 1001 Möglichkeit, um achtsam zu handeln und so Geist und Körper wieder nachhaltig zu entspannen.

Leider ist das Ganze für viele Menschen dennoch nur so eine Art Modebeschäftigung. Jeder probiert mal so ein bisschen Achtsamkeit aus, findet das auch ganz chic und angenehm. Und dann wird das Nächste ausprobiert – Zen-Yoga, Reiki, Manifestieren und was es nicht alles gibt, was gerade „in“ ist. Doch wer so vorgeht, der wird niemals feststellen, was Achtsamkeit wirklich für uns tun kann. Dazu ist eine regelmäßige Achtsamkeitspraxis unabdingbar. Wobei es alles andere als mühsam ist. Du musst dir lediglich die Zeit nehmen, regelmäßig Zeit für Achtsamkeitsübungen wie Meditation, Atemübungen oder Körper-Scan durchzuführen. Eine kontinuierliche Praxis hilft dir, Achtsamkeit in deinen Alltag zu integrieren und von den Vorteilen zu profitieren.

Denn was viele nicht wissen, ist: Achtsamkeit ist eine fortlaufende Praxis und erfordert Zeit, Geduld und Engagement. Beginne langsam und finde Wege, um achtsame Momente in deinen Alltag einzubauen. Mit der Zeit wird Achtsamkeit zu deiner natürlichen Gewohnheit, die dein Leben bereichern und dein Wohlbefinden steigern kann.

Wie bereits erwähnt, ist dieses Buch gewissermaßen als Startpunkt gedacht, als das Rüstzeug, damit du dich auf deine eigene Reise zu mehr Achtsamkeit aufmachen kannst. Und natürlich möchte ich nicht versäumen, dir noch ein paar weiterführende Ressourcen zur Achtsamkeitspraxis ans Herz zu legen. Neben zahlreichen sehr guten Büchern, von denen du auch eine Auswahl im Literaturverzeichnis findest, sind inzwischen auch einige Achtsamkeits-Apps auf dem Markt, die wertvolle Impulse im Hinblick auf die regelmäßige Achtsamkeitspraxis geben können. Bekannte Namen sind hier etwa Headspace, Calm oder Insight Timer.

Darüber hinaus sind im Internet auch Online-Kurse zu finden, etwa der von Jon Kabat-Zinn entwickelte Kurs Mindfulness-Based Stress Reduction (MBSR), bei dem es um Stressbewältigung geht. Ein weiteres interessantes Angebot dreht sich um die

Mindfulness-Based Cognitive Therapy (MBCT). Hier werden Achtsamkeitspraktiken mit kognitiven Ansätzen zur Behandlung von Depressionen und Angst kombiniert.

Falls du dich gerne noch intensiver mit der Achtsamkeitspraxis auseinandersetzen möchtest, sind Achtsamkeitsretreats sinnvoll. Sie bieten eine vertiefte Erfahrung der Achtsamkeit in einer unterstützenden Umgebung.

Das Internet hält zudem noch eine große Anzahl an Online-Ressourcen zum Thema bereit, angefangen von der Webseite Mindful.org bis hin zum Greater Good Science Center. Letzteres ist ein Angebot der University of California, Berkeley, das wissenschaftlich fundierte Informationen über Achtsamkeit und deren Auswirkungen auf das Wohlbefinden bietet.

All diese Ressourcen können dir helfen, deine Achtsamkeitspraxis weiter zu vertiefen und mehr über die verschiedenen Aspekte der Achtsamkeit in Erfahrung zu bringen. Angesichts der Vielzahl der Möglichkeiten solltest du darauf achten, jene auszuwählen, die deinen Bedürfnissen und Interessen am besten entsprechen. Denke daran, dass Achtsamkeit vor allem eine persönliche Erfahrung ist. Da kann es durchaus hilfreich sein, verschiedene Ansätze auszuprobieren, um herauszufinden, was für dich ganz persönlich am jeweils besten funktioniert.

Nun sind wir wirklich am Ende dieses Buches angekommen. Ich freue mich, dass du mich bis hierher begleitet hast. Darüber hinaus hoffe ich, dass ich dir ein paar wegweisende Impulse an die Hand geben konnte, Achtsamkeit auch in dein Leben zu holen und zum Wirken zu bringen. Es ist in jedem Fall eine überaus bereichernde, wertvolle Erfahrung.

Ich wünsche dir alles nur erdenklich Gute!

Dein Johannes

ÜBER DEN AUTOR

Homepage:

www.johannes-freitag.de

Exklusive Facebook-Gruppe:

www.facebook.com/groups/positivdenkenglücklichleben

Amazon-Autorenseite inklusive aller weiteren Bücher:

https://amzn.to/4748GLU

Einfach QR Code scannen mit der Kamera-Funktion deines Handys und auf den Link klicken, um die anderen, großartigen Bücher von Johannes zu entdecken

Bei Fragen, Lob, Kritik oder Verbesserungsvorschlägen gerne unter folgender E-Mail-Adresse melden:

kontakt@johannes-freitag.de

LITERATURVERZEICHNIS

• Bays, Jan Chozen (2009): Achtsam essen.

• Bengel, Jürgen, Frauke Meinders-Lücking, und Nina Rottmann. 2009. «Schutzfaktoren bei Kindern und Jugendlichen – Stand der Forschung zu psychosozialen Schutzfaktoren für Gesundheit.» In Forschung und Praxis der Gesundheitsförderung. Köln: Bundeszentrale für gesundheitliche Aufklärung BZgA.

• Brach, Tara (2013): Mit dem Herzen eines Buddha: Heilende Wege zu Selbstakzeptanz und Lebensfreude.

• Brach, Tara (2014): Nach Hause kommen zu sich selbst – Im erwachten Herzen Zuflucht und Geborgenheit finden.

• van den Brink, Erik und Koster, Frits (2012): Mitfühlend leben. Mit Selbst-Mitgefühl und Achtsamkeit die seelische Gesundheit stärken.

• Dehner-Rau und Cornelia und Reddemann, Luise (2010): Gefühle besser verstehen. Wie sie entstehen - Was sie uns sagen – Wie sie uns stärken.

• DeWulf, David (2009): Achtsamkeit - Der Weg zu innerer Freiheit.

• Engels, S.; Eßwein, J. (2008): Meditation für Neugierige und Ungeduldige.

• Fröhlich-Gilhoff, K., Dörner, T. & Rönnau-Böse, M. (2012). Prävention und Resilienzförderung

• in Kindertageseinrichtungen – PRiK (2. Auflage). München: Ernst Reinhardt Verlag.

• Goleman, Daniel (1997): EQ. Emotionale Intelligenz.

• Habermann-Horstmeier, Lotte. 2017. Gesundheitsförderung und Prävention: kompakte Einführung und Prüfungsvorbereitung für alle interdisziplinären Studienfächer, Kompaktreihe Gesundheitswissenschaften. Bern: Hogrefe.

• Jellouschek, Hans (2011): Achtsamkeit in der Partnerschaft: Was dem Zusammenleben Tiefe gibt.

• Jellouschek, Hans (2007): Wie Partnerschaft gelingt - Spielregeln der Liebe: Beziehungskrisen sind Entwicklungschancen.

• Jellouschek, Hans (2013): Die Kunst, als Paar zu leben.

• Kabat-Zinn, Jon (2001): Gesund durch Meditation.

• Kabat-Zinn, Jon (2006): Im Alltag Ruhe finden.

• Kabat-Zinn, Jon (2006): Zur Besinnung kommen.

• Kabat-Zinn, Myla und Jon (2006): Mit Kindern wachsen: Die Praxis der Achtsamkeit in der Familie.

• Kaltwasser, Vera (2008): Achtsamkeit in der Schule: Stille-Inseln im Unterricht: Entspannung und Konzentration.

• Kersig, Susanne (2009): Entspannt und klar.

• Knuf, Andreas (2010): Ruhe da oben! Der Weg zu einem gelassenen Geist.

• Knuf, Andreas (2013): Ruhe, ihr Quälgeister: Wie wir den Kampf gegen unsere Gefühle beenden können.

• Langer, Ellen J. (2015): Mindfulness: Das Prinzip Achtsamkeit – Die Anti-Burnout Strategie.

• Laucht, M., Esser, G. & Schmidt, M. (1999). Was wird aus Risikokindern? Ergebnisse der Mannheimer Längsschnittstudie im Überblick. In G. Opp (Hrsg.), Erziehung zwischen Risiko und Resilienz (S. 71-93). München: Reinhardt.

• Lehrhaupt, Linda; Meibert, Petra (2010): Stressbewältigung mit Achtsamkeit: Zu innerer Ruhe kommen mit MBSR.

• Lösel, F., Bliesener, T. & Köferl, P. (1990). Psychische Gesundheit trotz Risikobelastung in der Kindheit. Untersuchungen zur Invulnerabilität. In I. Seiffge-Krenke (Hrsg.), Krankheitsverarbeitung von Kindern und Jugendlichen (S. 103-123). Berlin: Springer.

• Maex, Edel (2008): Mindfulness: Der achtsame Weg durch die Turbulenzen des Lebens.

• Mannschatz, Marie (2002): Lieben und loslassen: Durch Meditation das Herz öffnen.

• Ott, Ulrich (2010): Meditation für Skeptiker. Ein Neurowissenschaftler erklärt den Weg zum Selbst.

• Romhardt, Kai (2009): Wir sind die Wirtschaft. Achtsam leben – sinnvoll handeln.

• Rytz, Thea (2010): Bei sich und in Kontakt. Anregungen zur Emotionsregulation und Stressreduktion durch achtsame Wahrnehmung.

• Schneider, Maren (2009): Der Weg der Achtsamkeit. Bewusstheit und Meditation im täglichen Leben.

• Thich Nhat Hanh (2008): Das Wunder der Achtsamkeit: Einführung in die Meditation.

• Werner, E.E. (2008). Entwicklung zwischen Risiko und Resilienz. In G. Opp & M. Fingerle (Hrsg.), Was Kinder stärkt. Erziehung zwischen Risiko und Resilienz (S. 20-31). München: Reinhardt.

• Wilker, Jessica (2009): Das Einmaleins der Achtsamkeit: Vom täglichen Umgang mit alltäglichen Gefühlen.

• Williams, J. M. G.; Teasdale, J. D.; Segal, Z. V.; Kabat-Zinn, J. (2009): Der achtsame Weg durch die Depression.

• Wustmann, C. (2016). Resilienz. Widerstandsfähigkeit von Kindern in Tageseinrichtungen fördern (6. Auflage). Berlin: Cornelsen.

Impressum:

Herausgeber:

Orange Orchard LLC
30 N Gould St Ste R
Sheridan, WY 82801
USA

1. Auflage

Printed in Poland
by Amazon Fulfillment
Poland Sp. z o.o., Wrocław

46830378R00086